Nursing
BUSiNESS
チームケア時代を拓く
看護マネジメント力UPマガジン
2021年夏季増刊

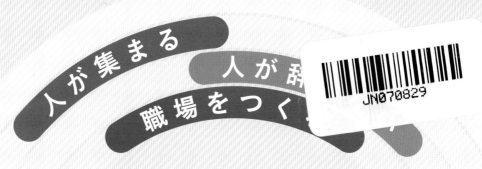

人が集まる　人が辞めない
職場をつくる！

看護管理者必携！

スタッフ採用・
人材発掘・定着
戦略BOOK

編著

髙須久美子

MC メディカ出版

はじめに

　コロナ禍において病院の経営状況の悪化は深刻であり、長期化によって医療従事者の疲弊はピークを迎えています。特に2021年4月ごろから第4波と思われる感染拡大が全国で認められ、多くの病院が再度、新型コロナウイルス感染対応の拡充を余儀なくされているのではないでしょうか。特に大阪では4月中旬以降1日の感染者が1000人を超える日が続き、医療提供体制がひっ迫しています。「まん延防止等重点措置では効果が十分ではない」と「緊急事態宣言」へと移行されました。このような中、経営改善にさまざまな取り組みを行っていても、なかなか進んでいない現状があるのではないでしょうか。

　地域医療を支える病院が経営破綻してしまうと、新型コロナウイルス感染症対応が不可能になるだけでなく「地域医療の崩壊」も起こしかねません。では、「看護の力」でどう、経営参画していくかということが看護管理者にとって大きな課題となるでしょう。この経営改善の1つになるのが看護職員の人材確保・定着、そして育成です。働く人材が確保できなければ経営参画どころではありませんし、求人活動にお金をつぎ込まなくてはならなくなると、ますます経営状況は悪化してしまいます。

　地域医療を支えるためには、その地域に必要な看護職員の確保と多様化する働き方への対応、そして働き続けられる職場環境づくりの推進が必須となります。

　そこで、本書では「看護師等の地域に必要な質の高い看護職員の確保定着・育成にポイントを絞り、採用戦略から確保定着、育成までを取り組み事例も踏まえてそれぞれの立場からまとめさせていただきました。

　採用活動は人事担当者だけでなく、看護部のトップとしても避けては通れないものとなっております。また、看護局長、看護部長だけでなく、師長や主任または課長や係長といった役職者やリーダークラスの方にもかかわりのあることだと思います。

　看護師の売り手市場が続く中、病院や施設の採用活動は難しい状況が続いています。本書が皆様の採用、確保定着のお役に立つことができれば幸いです。

　令和3年5月

　　　　　社会医療法人美杉会グループ理事　看護部特任総看護部長　兼　教育部長

　　　　　髙須久美子

C O N T E N T S

第4章 私たちの採用・定着の取組

編者・執筆者一覧

編著者

髙須久美子

社会医療法人美杉会グループ理事　看護部特任総看護部長 兼 教育部長　はじめに、1章1、3、座談会

著者（五十音順）

家中ふみ代

隠岐広域連合立 隠岐島前病院 看護部長　4章4

工藤潤

医療法人ヘブロン会 大宮中央総合病院 副院長／看護局長　座談会

阪上浩文

医療法人永和会 下永病院 看護部長　4章1

佐藤美幸

社会福祉法人恩賜財団大阪府済生会吹田医療福祉センター 大阪府済生会吹田病院 看護部長　座談会、4章3

内藤知佐子

京都大学大学院医学系研究科 先端看護科学コース 先端中核看護科学講座 生活習慣病看護学分野　3章2

目野千束

医療法人社団喜峰会 東海記念病院 看護部長　4章2

森田夏代

国際医療福祉大学大学院研究生(医療福祉学研究科 保健医療学専攻 看護学分野 看護管理・政策学領域 博士課程満期修了)／元私立大学病院看護師長（現看護系大学教員：成人看護学 講師）　3章1、3

諸橋泰夫

南東北グループ 人材開発部長／一般社団法人 看護職の採用と定着を考える会 代表理事　1章2

第1章

病院（看護部）の採用戦略を
どう立案するか

1 なぜ採用戦略が必要なのか

社会医療法人美杉会グループ理事　看護部特任総看護部長 兼 教育部長
髙須久美子

　昨今、医療界では看護師の売り手市場が続く中、病院や施設の採用活動は難しい状況が続いているのではないでしょうか。採用しても、すぐに離職につながっていないでしょうか。たとえ辞めたとしても、すぐに違う職場が見つかる看護師にとって、「離職」はさほど大きな障害とは言えないかもしれません。

　優秀な人材を確保するためにさまざまな取り組みを行ない、試行錯誤されている病院や施設も多いでしょう。では、なぜ今、採用戦略が必要なのでしょうか？　コロナ禍において採用をうまく行っていくには、ニュースタンダードに対応した戦略が必要となります。求人活動にも制約がかかり、今までと同じような対応ではよい結果が得られない状況下にあります。採用フローの改善のみならず、全体的な視点を持った「採用戦略」を押さえて見直していくことが重要です。そこで今回は、採用戦略の立て方について、具体的な手順をご紹介します。

看護師の市場は売り手市場

　求人活動で言われる「売り手市場」とは、ひとつの職種において、求職活動を行っている人の数よりも求人数が上回っている状態を指します。つまり就職、転職がしやすい状況であるといえます。もともと、看護師は転職者が多いと言われ、なかでも転職を検討し始める人が増えるのは、看護学校・大学を卒業後、3年～5年勤務した頃となります。

　看護学校・大学では奨学金制度があるところもあり、奨学金返済免除の条件として「系列病院への3年程度の勤務」が課せられることがあります。この免除条件のクリアをきっかけに転職を考えるというケースもあります。病院独自の奨学金制度を受けている場合も同様で、専門学校なら3年以上、大学なら3年から5年という年数が、昔でいうお礼奉公という縛りの期間となります。

　また、中途採用求人の募集要項として「臨床経験3年以上」という記載が多

く、それ以下の勤務年数ではなかなか即戦力としてみなしてもらえないといった現状もあるからかもしれません。3年以上の経験を満たしており年齢的にも若ければ、それだけ「伸びしろ」もあり、成長性は買われるでしょう。

　看護師の売り手市場の状況は、全国どこでも同条件というわけではありません。看護師の求人倍率は厚生労働省の資料によると有効求人倍率（新規有効求人倍率）2.11倍（3.86倍）です（**表1**）。また、求人倍率に大きな地域差が見られる職種でもあります。

　『新型コロナウイルス感染拡大による病院経営状況の調査（2020年度第1四半期）』[1) によれば、2019年4月の赤字経営病院は47.1%、自粛の始まった2020年4月は69.4%が赤字経営です。2020年6月度も67.7%が赤字であ

表1 看護師の有効求人倍率

	新規求人	有効求人	新規求職	有効求職	紹介件数	就職件数	新規求人倍率	有効求人倍率
職業計	629,936	1,873,792	280,775	1,820,833	316,145	79,398	2.24	1.03
管理的職業	2,995	8,160	1,064	6,777	2,327	228	2.81	1.20
専門的・技術的職業	143,875	420,865	38,846	235,577	43,718	11,245	3.70	1.79
開発技術者	4,181	12,004	1,271	8,411	1,831	217	3.29	1.43
製造技術者	3,311	9,439	2,878	17,619	1,578	311	1.15	0.54
建築・土木・測量技術者	19,471	57,384	1,863	10,415	2,724	659	10.45	5.51
情報処理・通信技術者	12,185	38,031	4,101	31,038	7,579	489	2.97	1.23
その他の技術者	979	2,783	281	1,526	664	128	3.48	1.82
医師、薬剤師等	3,540	9,829	823	4,796	496	141	4.30	2.05
保健師、助産師等	30,540	89,719	7,913	42,567	6,614	3,013	**3.86**	**2.11**
医療技術者	11,883	34,600	2,257	12,456	1,802	794	5.26	2.78
その他の保健医療の職業	6,229	18,586	1,862	11,499	1,638	521	3.35	1.62
社会福祉の専門的職業	39,108	112,476	6,593	35,835	9,005	3,600	5.93	3.14
美術家、デザイナー等	1,898	5,368	3,045	23,177	3,381	310	0.62	0.23
その他の専門的職業	10,550	30,646	5,959	36,238	6,406	1,062	1.77	0.85

出典：厚生労働省. 職業別一般職業紹介状況［実数］（常用（含パート））（令和2年12月分及び令和2年分）

り、新型コロナの影響は相変わらず残っています。

　コロナ禍における病院経営は赤字の病院が多く、看護師確保にお金を費やす余裕がないところもあるかもしれません。そこで、自施設の経営状態や地域性も勘案した求人戦略を立てていく必要があります。また、忘れてはいけないことは、新卒看護師が高校からストレートで入学した学生ばかりではないことも念頭に置いた求人戦略が必要です。社会人入学の看護師も増加しているため、一口に新卒看護師といっても、20歳から50歳以上まで幅広い年齢の方が存在することも踏まえた戦略が必要です。

採用戦略とは

　ここで、そもそも採用戦略とはなにかという定義を考えてみたいと思います。採用戦略とは、病院・施設の方針や事業計画をもとにして考える採用活動の方策のことです。具体的には、まずは、急性期で生き残るのか、地域ケアを中心とした慢性期に特化するのか、はたまた在宅医療や訪問看護、介護施設までターゲットを広げて展開していくのかなど、所属する病院、施設の事業計画をしっかり把握することです。そして、地域の高齢化率やその地域が抱える地域性によっても戦略は変わってきます。その地域で、病院、施設の事業計画に沿って看護部として必要な人材の採用計画を立て、採用活動の実施に必要な準備や運用の方法を決定していくようにします。「採用活動は人事部がしてくれるから」という病院の看護管理者もいるかもしれません。しかし、ここは看護部として病院、施設の方針に「どう向き合うか」が問われているということをしっかり踏まえたうえで、積極的に採用戦略に参画することをお勧めします。

　病院、施設の経営目標を達成するための事業計画と看護師採用の方向性を合致させることにより、戦略的な採用計画を立てることが可能となります。

どんな人材を求めているのか明確にする

　戦略的な採用計画を立てるためには、まず、「どんな看護師を求めているの

か」を明確にすることが必要です。「誰でもいいから来るもの拒まず」では、せっかく採用して入職したとしても「思った職場とは違う」とギャップを感じて離職してしまったり、あるいは病院側が希望する人材像と合致しないこともあります。まずは私たち看護部が病院、施設の医業計画に沿って「どんな看護を提供したいのか」をはっきり明文化し、そのためには「どんな看護師を採用しなければならないか」を明確にさせておくことがとても重要です。これらを基本に採用計画を立てていきます。採用基準を明確にし、ノックアウトファクター（ここだけは譲れないというポイント）を見極める基準とするのもよいかもしれません。参考までに、当看護部の採用基準を紹介します（**表2**）。

採用フローパターンを作成しよう

　採用フローとは、企業が募集情報を公開してから採用が終了するまでの一連の流れのことを指します。たとえば、「募集活動→応募→書類選考→適性テスト→面接→内定→入社」といったものが採用フローになります。

　人を採用すれば、自然とこのような課程を経ることになりますし、選考過程が少ない場合、採用フロー作成の必要性をあまり感じることはないかもしれません。では、なぜことさらに採用フローパターンとして取り上げる必要があるのでしょうか？　それは採用フローをしっかり整理することで、選考過程の明確化はもちろん、振り返りに活用できるというメリットもあるからです。

　採用活動のステップを細かく分けて採用フローを設定するとともに、各段階における担当者を明確化し、どの部分は人事部門が担当するのか、看護部としてはどこを担当するか、そのほかそれぞれのフローで必要なものを明確化しておくことをお勧めします。こうすることで、看護部がどこに・どうかかわるかがはっきりします。おそらくこうした線引きはあいまいなままに採用を行っている病院は多いのではないかと思います。

　また、採用活動におけるエントリー数やインターネット検索数、1次面接通過数、辞退率などを細かく把握することで、次年度に向けて採用活動の改善点

表2 社会医療法人美杉会グループ　看護部の採用基準とノックアウトファクター

看護部採用基準と不採用基準

コンピテンシー面接とは、『被面接者の過去の具体的行動に関する具体的事例を抽出することで、行動特性(=コンピテンシー)を抽出し、将来の行動を予測する面接手法』である。

看護部採用基準と不採用基準

採用基準　1．採用においては面接重視とする

　　　　　2．面接はコンピテンシー採用面接とする

　　　　　3．1次面接後、採用見込み者は2次面接へ進める

　　　　　4．2次面接が終了した後に採用を決定する

　　　　　5．不採用基準該当者は採用しない

- -

■面接の流れ

1次面接は事務局長、人事部長、看護部長で行い、協議したうえで2次面接とする。

1次面接後に、病院の理念、基本方針、看護部の理念と求める看護師像などについてパンフレットを用いて説明し、理念に沿う人物かどうかを判断する。2次面接では理事長面接を行い、当法人グループに適応する人物の場合に採用決定する。

■面接で聞くこと

この1年何をしてきたか、前の職場で取り組んできたこと、力を入れてやってきたことを尋ねる。どういう部署で、どのようなことを頑張ったのか、どのような成果を出したか、苦労したこと、工夫したこと、誰が中心となってやったか、何が起こったか、前後で変化したか、結果は思い通りになったかなどテーマを絞って聞いていく。

- -

不採用基準　ノックアウトファクターおよびネガティブリストに当てはまる人物は採用しない

ノックアウトファクター：お金にこだわる・看護が見えない（語れない）・前職場批判・今までの経歴自慢

　　　　　　　　　　　　なんでもできるとやたらに言う・他人のせいにして自己反省がない

　　　　　　　　　　　　向上心に欠ける・やる気がない・何がしたいか見えない

ネガティブリスト：言葉遣い・身だしなみ・つめ・ピアス・茶髪・瞳孔が縮瞳・口ごたえする・

　　　　　　　　　はいといわない・言い訳が多い・向上心がない・勉強していない

を明らかにすることができます。また、年度内の採用においても、進捗具合に応じて追加の対策を行うことが可能となります。採用フローを作成することで、採用戦略が立てやすくなります。

具体的に、採用のフロー図をいくつか紹介しましょう（図1〜4）。

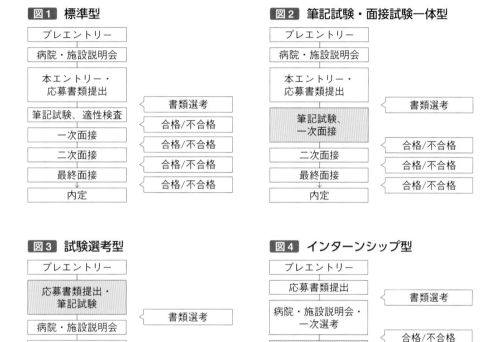

図1　標準型

プレエントリー
↓
病院・施設説明会
↓
本エントリー・応募書類提出　　書類選考
↓
筆記試験、適性検査　　合格/不合格
↓
一次面接　　合格/不合格
↓
二次面接　　合格/不合格
↓
最終面接　　合格/不合格
↓
内定

図2　筆記試験・面接試験一体型

プレエントリー
↓
病院・施設説明会
↓
本エントリー・応募書類提出　　書類選考
↓
筆記試験、一次面接
↓
二次面接　　合格/不合格
↓
最終面接　　合格/不合格
↓
内定

図3　試験選考型

プレエントリー
↓
応募書類提出・筆記試験
↓
病院・施設説明会　　書類選考
↓
一次面接　　合格/不合格
↓
二次面接　　合格/不合格
↓
最終面接　　合格/不合格
↓
内定

図4　インターンシップ型

プレエントリー
↓
応募書類提出
↓
病院・施設説明会・一次選考　　書類選考
↓
インターンシップ　　合格/不合格
↓
最終面接　　合格/不合格
↓
内定　　合格/不合格

　標準型は、プレエントリーを行ない説明会開催後に、書類選考、筆記試験、面接と進めていく一般的なフローです。面接の担当者は一次が現場担当者や人事部門、二次が部長クラス、最終が役員クラスであることが多くなっています。当グループでは、一次面接が看護部長と人事部長、2次面接が最終面接となり理事長と看護部長、人事部長で行っています。他病院の面接内容などに触れることはあまりないでしょうから、参考までに当院の面接から入職後のオリエンテーションについても紹介します（表3）。
　プレエントリーとは興味を持っている企業（病院、施設）に対して意思表示

表3 採用面接から入職後オリエンテーションまでの流れ

■面接の流れ

1次面接
1. 面接申し込みは人事部が採用窓口となり管理する
2. 1次面接は事務局長、人事部長、看護部長で行い、協議したうえで2次面接とする。
3. 1次面接後に、病院の理念、基本方針、看護部の理念と求める看護師像などについてパンフレットを用いて説明し、理念に沿う人物かどうかを判断する。
4. 不採用基準に当てはまる人物の採用は行なわない。
5. 2次面接では理事長面接を行い、当法人グループに適応する人物か否かを再評価し、適応者の場合に採用決定する。

■1次面接後または見学時の説明事項
病院の理念、基本方針、看護部の理念と求める看護師像などについてパンフレットを用いて説明する。
施設見学では、5階会議室、食堂、各病棟、1階処置室、救急室、リニアック室、内視鏡室、心カテ室、検査室、ケモ室、リハビリ室などを案内しながら興味のある分野を聞く。
配属先の希望や今後、やりたいこと、取り組みたいこと、役割認識などを聞く。

■2次面接後の説明事項
1. 労働条件通知書に従い、本人意思を確認しながら説明を行い作成する
2. 非常勤の場合は週あたりの労働時間も聴取する
3. 入職にあたっての説明を行う
4. このとき、世帯主か否か、一人暮らしかなども聴取し、一人暮らしの場合は「一人暮らしの方へ」のパンフレットを説明し、連絡先の提出を依頼する（強制ではない）
5. 通勤状況表は通勤労災などにも関係するため地図の添付を忘れないように説明する
6. 診療費割引規定については3カ月以内に領収証を添えて提出するように伝える
7. 新卒の場合は身元引受人（身元保証書）が必要となる
8. 採用時の研修についても説明し、研修内容の希望を聞く（外来、OP、在宅や訪問看護、老健などの見学希望の有無）

■入職後のオリエンテーション
1. 法人本部主催のオリエンテーションと看護部主催のオリエンテーションがあることを伝える（各オリエンテーション時に医療安全研修と感染管理研修があるため受講するよう伝える）
2. 採用時の入職者健診は、本来は入職までに受診するように、またこの結果で不採用になることはない旨を伝える

や資料請求を行うことです。当グループでは、人事部門が担当し、用意したエントリーページ内の専用フォームや就職情報サイトを通じて行います。Webエントリーとも呼ばれています。ホームページから案内して電話でも受け付け

ています。

　プレエントリーでは、氏名、性別、年齢、住所、連絡先など個人情報、専門学校や大学情報、疑問、質問などを受け付けています。当院に関心を持った理由や、希望している部署、自己紹介や PR、サイトを見た感想を収集しているところもあります。

　これら採用フローに基づいて選考過程の明確化を行うことで、振り返りに活用、戦略の立て直しなど PDCA サイクルを回すことができます。

病院説明会の実施

　最近、コロナ禍において企業の中にはプレエントリーを行った求職者や就活生に個別にマイページとログイン ID を用意して、わざわざ出向かなくても企業理解を深めるためのコンテンツ閲覧や採用情報の確認、会社説明会の予約やエントリーシートの提出などが行えるようにしているところもあります。病院説明会も Zoom などのオンラインミーティングツールを活用し、非対面で実施しているところも増えています。大阪府看護協会が府内の職業安定所と協力して 2021 年 2 月に実施した就職説明会においても Zoom が使用され、30 分間/1 人と時間を決めて行われましたが、じっくり話すことができる上、求職者も「日頃聞けないことが聞けてよかった」という感想を述べてくれていました。他府県からといった遠方からの参加もあり、今後、インターネット回線を使用して全国各地から参加することのできるオンライン説明会は、さらに大きな注目が集まることでしょう。

　説明会は、対面と非対面の 2 つがあります。対面の場合は、当院では準備は人事部が行い、会場には人事部とともに看護部からも参加します。看護部の人選は、看護部長や教育部長とともに主任クラスの若手や卒後 3 年目くらいの、新卒により近い人材を起用することもあります。しかし、コロナ禍ではこのような形で行うことは難しくなっており、対面であっても 2 名までと人数制限をされる場合もあります。このような場合は、求職者から何を聞かれても答えら

れるように人事部と看護部長または教育部長が参加するようにしています。参考までに、今年2月に行われた就職説明会の様子を紹介します（図5）。

　また、非対面の求人も増えてきました。ZoomやMicrosoft Teamsなどのオンラインミーティングツールを用いて、1企業15分程度の時間を振り分けられてプレゼンを行ない、5分程度の質疑応答に答えるといったものも開催されています。このような説明に対応できるようにパワーポイントや動画の作製といったスキルも必要となるでしょう。そしてなによりも、日頃からこのような非対面のプレゼンテーションに慣れておく必要があります。学生たちにはすっかりおなじみとなったZoomですが、病院側がまだ十分に慣れていない場合にはトラブルがつきものです。例えばZoomの画面共有に手こずってしまったり、音声が途中で乱れる、館内放送が入ってしまうなどといったことがないように気を付けることも重要です。Withコロナ時代のニュースタンダードとして、これからの採用計画の中には、こういった非接触型の病院訪問や説明会も組み入れていく必要があるといえるでしょう。

　病院説明会は、理念や事業内容を伝えることで理解度を深めるだけではな

図5　説明会の実際

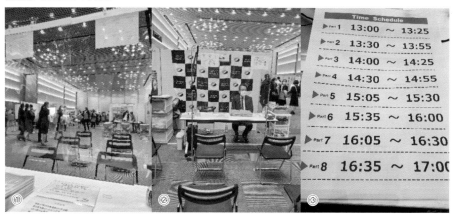

①説明ブースの机はビニールシートの仕切り②ブースの前の椅子もソーシャルディスタンスを取りマスク着用③説明時間を25分以内にして全入れ替え制

く、本エントリーへ進んでもらうための動機付けを行う場という意味合いも兼ねています。そのため、一般的だった今までのプレゼンテーション型から、参加型の説明会や体験型の説明会へとシフトしている企業も少なくありません。私たち医療業界も一般企業に負けない魅力的な説明会を実施するための工夫が問われてきます。

　オンライン説明会には予め録画した映像をネット上で閲覧するオンデマンド型と、生放送を閲覧しながらチャット機能などを使用してリアルタイムで質疑応答を行うことのできるライブ型などがあります。適宜、オンデマンドとライブを駆使しながら1人でも多くの採用者を勝ち取りたいものです。

採用方法も戦略の一部

　次年度の計画として何人を採用するかも重要ですが、どうやって採用するかも戦略としてはとても大事なことです。例えば、当グループはトータル25名の新卒を採用すると決めています。そうすると新卒を採用するために、学校訪問をし、求人ブースを設け、実習生の受け入れから採用にどうつなげるか、また、看護学校に講義枠をいただいているため、そこから採用につなげるといった戦略を立てていきます。そして、これは戦略というよりも基本方針といえるかもしれませんが、できればなるべく紹介会社は使用しないようにしています。理由は簡単です。なぜなら紹介手数料は高額であり（**表4**）、経営面でかなりの痛手となるからです。

　表4からもわかるように、都道府県によって手数料はまちまちですが、年収の2割程度、75.9万円から115.1万円とかなり高額となります。

　そしてもう1つ、**表5**と**表6**をごらんください。**表5**は民間職業紹介事業者を経由した就職者の離職状況、一方、**表6**は民間職業紹介事業者以外を経由した就業者の離職状況です。

　職業紹介事業者を利用した方が離職率が高いことがわかります。看護師・准看護師では、3カ月以内の離職率が11.9%、6カ月以内の離職率は23.1%で

す。せっかく高いお金を支払って採用しても、「思っていた職場とは違った」などといった理由で早期に離職されると、残されたプリセプターや教育担当者は「せっかく教えたのに」「何のために教えたのかわからない」と疲弊してしまいます。だからこそ、人事部や他部署と協力し、採用戦略を立案、欲しい人材を確保する必要があります。

表4 看護師の紹介手数料

		「経営上負担となっており、手数料等は、高いと考える」と回答した求人者の割合	「看護師・准看護師」の手数料額（平均）	（参考）「保健師、助産師、看護師」の有効求人倍率（平成30年度）
地域別	北海道	71.8%	90.2万円	1.42倍
	東北	64.0%	115.1万円	2.46倍
	南関東	77.9%	103.4万円	2.88倍
	北関東・甲信	76.5%	75.9万円	2.35倍
	北陸	65.9%	86.2万円	2.66倍
	東海	58.5%	90.7万円	3.10倍
	近畿	72.1%	99.8万円	2.43倍
	中国	64.9%	85.0万円	2.13倍
	四国	61.9%	88.8万円	2.23倍
	九州・沖縄	65.9%	79.9万円	1.63倍
所在市町村別	政令指定都市	72.6%	97.4万円	―
	東京23区	78.4%	107.1万円	―
	県庁所在地	60.5%	97.5万円	―
	県庁所在地以外の市	69.1%	88.0万円	―
	町村	70.3%	84.6万円	―
全国計		69.2%	91.8万円	2.28倍

出典：厚生労働省職業安定局需給調整事業課. 医療・介護分野における職業紹介事業に関するアンケート調査（令和元年12月）

表5 民間職業紹介事業者を経由した就職者の離職状況

	3カ月以内離職率	6カ月以内離職率
医師	13.0%	19.0%
保健師・助産師	9.3%	24.0%
看護師・准看護師	11.9%	23.1%
看護助手	21.7%	35.2%
薬剤師	12.1%	19.8%
リハビリ専門職	7.1%	13.1%
その他	15.4%	24.6%
合計	13.3%	24.2%

出典：厚生労働省職業安定局需給調整事業課．医療・介護分野における職業紹介事業に関するアンケート調査（令和元年12月）

表6 民間職業紹介事業者以外を経由した就職者の離職状況

	3カ月以内離職率	6カ月以内離職率
医師	0.8%	3.6%
保健師・助産師	2.1%	7.2%
看護師・准看護師	6.8%	12.0%
看護助手	14.8%	24.6%
薬剤師	6.9%	10.0%
リハビリ専門職	1.6%	2.9%
その他	8.5%	13.0%
合計	7.4%	12.8%

出典：厚生労働省職業安定局需給調整事業課．医療・介護分野における職業紹介事業に関するアンケート調査（令和元年12月）

離職防止も忘れない

　採用戦略を考える際に、あわせて考えておきたいのが離職防止です。「入れるだけ入れてあとはほったらかし」。いわば「釣った魚にエサはやらない」状態にしていないでしょうか。自施設の「売り」をしっかりと持って採用を計画するとともに、せっかく入職したのだから「やりたい看護を目指す」、入職者の自己実現が可能な職場にしなくてはなりません。採用計画を立てるときに、今年度の離職予定者も把握し、それを見越した採用を行わなくてはなりません。今年の新卒は大丈夫かどうかのフォローアップ面接や、年1回のアンケート調査で異動希望や退職の意向を知っておくことも重要です。特に3〜5年目は要注意です。人が集まるだけでなく、「辞めない職場＝働き続けたいと思える職場」を目指していかなくてはなりません。

人材採用は、病院、施設の成長を左右する重要な要因の1つです。経営面から見ても、採用や求人には金銭的コストも時間的コストもかかります。しかし、実際に、その重要性を認識して採用戦略の立案および実行をしている病院や施設は、まだまだ少ないのが現状ではないでしょうか。今回紹介した採用戦略の立て方はあくまで一例に過ぎませんが、ぜひ、参考にしながら、自施設に合った採用戦略の実施と運用を試みてほしいと思います。

📖 引用・参考文献 ……
　　1）新型コロナウイルス感染拡大による2020年7月分病院経営拡大調査. 一般社団法人日本病院会／公益社団法人全日本病院協会／一般社団法人日本医療法人協会 https://ajhc.or.jp/siryo/20200910_covid19ank.pdf（2021年5月18日閲覧）
　　2）石田秀朗. 中小病院でもできる人材採用・定着策. メヂカルフレンド社, 2021, 248.

2 採用戦略の考え方

南東北グループ 人材開発部長／一般社団法人 看護職の採用と定着を考える会 代表理事

諸橋泰夫

病院経営では「ヒト」が重要

　しっかりとした採用計画・採用戦略——言葉に出すと簡単に思えますが、実際に戦略まで意識している病院は、どれほどあるものでしょうか。また、採用計画・採用戦略には定義があるわけではありません。作成している病院個々で意識もそのレベルも異なるのが実情というところでしょう。筆者は長く医療法人の人材採用に関わっており、他病院の人材採用や定着のサポートやアドバイスも行っていますが、その経験のなかでも採用計画や戦略については、意識の高い病院もあれば残念ながらそうでもない病院もある、という玉石混淆の状態です。

　看護管理者である読者のみなさんにとってはいまさらでしょうが、組織が事業を継続的に行うためには「ヒト・モノ・カネ」の経営資源が重要であると昔から言われています。「ヒト」「モノ」「カネ」。この3つの要素のなかで、なぜ先頭が「ヒト」なのでしょうか？　私は、「ヒト」こそが最も重要であるためと考えています（**図1**）。経営において、「ヒト」は組織の今後を左右する非常に大きな要素なのです。

　当たり前のことですが、病院は「ヒト」がいないと成り立ちません。それはどんな病院であっても承知していることですから、人材の価値を軽んじているところはないでしょう。しかし、看護師は国家資格であるがゆえに、採用側は「勉強して試験に受かって資格をもっているのだから、ある程度のレベルは満たしているだろう」と考えてしまいがちです。採用戦略が足りないと感じる病院は、そこで思考が停止し、どんな人材が必要かまでに考えが至っていないことが多いように感じます。

　どんな病院であっても、新卒で入職してきたばかりの新人看護師を「国家資格を持っている」から即戦力とは考えないはずです。自病院の方針にしたがって新人教育を行い、必要なレベルに達するまで上司や先輩が成長をサポート

図1 ヒトが最も重要な経営資源

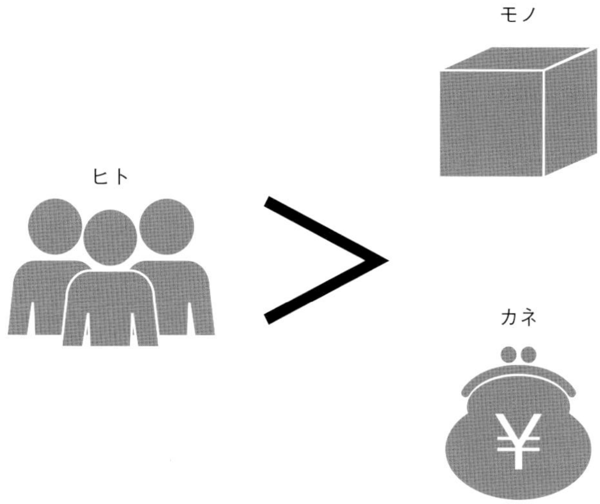

モノ

ヒト

カネ

¥

し、その人の適正を見て配属を考えるはずです。

　こう考えると、看護師の人材確保は単に看護師の資格をもっている、ある程度の経験があるというだけで判断していいのだろうかとの疑問を覚えます。立場上、さまざまな病院の人材採用に関して相談を受けたり、話を聞くことがありますが、医療機関、特に看護部の人材採用は、大半の病院で看護部長や看護師長が臨床の片手間に行っている印象があります。これはもちろん、好きでいい加減に行っているわけではなく、本来の仕事が忙しいためにそうならざるをえないという現実があります。

病院こそ採用の専門スタッフが必要

　これは医療機関の特殊性ではないかと思いますが、通常、一般の企業では人事部や採用チームなど、人材採用に専門特化した部署があり職員がいます。逆に言えば、専門特化した職員を置かないと、組織の発展に寄与する人材の確保は難しいということなのです。翻って医療業界を見ると、残念ながら、人材確

保に特化した部門を置いている病院はまだまだ少数です。個人的な感覚ですが、一割にも満たないというのが実情ではないかと思います。

　現在、筆者は人財開発部という部署に籍を置いています。これは 10 数年前に立ち上げた、人材採用に特化した部署です。当時、新病院を作るプロジェクトが立ち上がり、数百人単位で新しい人材を確保することを任されることになりました。法人の理事長に「どうすればこれだけの人数が集められるか」と問われ、「採用に特化した部署を作り、専任とさせてほしい」と陳情しました。片手間ではとうてい無理、専用の体制を作らないととても達成できないと感じたのです。

　通常、看護師の採用がどのように行われているかを見ると、「人手が足りないから」「現場が忙しいから」「辞めた職員がいるから」等々の理由で──言葉は悪いですが──その場しのぎ、場当たり的な人材の確保が行われていることが少なからずあるように思います。残念ながら、そこには戦略と呼べるものはありません。

　どのような目標を立てて、年間を通して何名採用し、何を当面のゴールとして人材をどこに配置するか。まず、こうした計画があって、ではそのためにどうやって人材を確保するかという採用戦略の策定につながっていくのです。おそらくほとんどの病院で、新人○名、中途採用○名という人数に関しての採用計画はもっていることと思います。その上で、ある分野の認定看護師が○名ほしいといった具体的な目標が出てくるようになれば採用戦略に近づいてきますが、「外来が忙しそう」「あの病棟が忙しそう」、あるいは、現場から人手が足りないと言われて「人を増やすからもう少し我慢して」など、根拠の乏しい感覚に基づいた、あるいは現場の不満を解消するための採用が大半の病院で行われているように思います。

数値目標だけでは戦略たり得ない

　ここまで読まれて、「私の病院では、今年は○名採用という目標を定めてい

る。ちゃんと計画している」と思った方もいるかと思います。先述のように採用人数の計画は、多くの病院で立てているでしょう。しかし、○名採用という数値目標は戦略ではありません。

　看護師を1人採用すれば、当然、その分の人件費が発生します。職員が1人辞めたので1人採用する。数字上はつじつまが合いますが、補充した人材が辞めた職員の穴をすぐに埋められるかといえば、そう簡単なものではないのは、臨床現場にいるみなさんが一番わかっているはずです。採用した看護師がある程度の経験を持っていたとしても、システムも違えば組織風土も異なる、マニュアルも違えば物品も異なる、そんな初めての職場ですぐに力を発揮することは困難です。費用対効果もマンパワーも、1名減った分1名補充したから差し引きゼロ、とはいかないのが看護の現場です。

　戦略ということであれば、経験者を採用するのももちろん戦略の1つですが、新卒、既卒ともに自分の病院できちんと教育計画を立て、育成のために必要な時間を設定し経験を積んでもらい、ラダーを設定するなどして目標とするレベルに達してもらうことが重要です。中途採用でも単に経験があればよいのではなく、目的をもった採用が必要です。特に中途採用では、病院側の期待と雇われる側の考えに齟齬があるとうまくいきません。せっかく採用したのに半年も経たずに退職してしまうということもよく聞く話です。採用は総務におまかせという姿勢の看護部では珍しくない、時間もお金も無駄にしてしまう残念なパターンです。新卒看護師の離職率は、日本看護協会が毎年調査結果を公表しているため、みなさんもご存じだと思いますが、全国的な調査はされていないものの中途採用者のほうが早期離職に至りやすいという調査結果もあります。単に経験者を雇用して補充しようでは、看護の質を上げるような採用は難しいと言わざるを得ません。継続的にケアの質を上げていくためには、やはり戦略に基づいた人材採用が必要です。

ここから始める採用戦略

　では、採用戦略を立てるにはどうすればいいのでしょうか。まず、戦略的に人材確保を考えるメンバーの1人として、看護部長は必ず参加していただきたいと思います。看護部長は病院全体を俯瞰して見ることができる立場です。1名足りないから1名採用という数字上の単純な考えではなく、これからの病院の進む方向、院長はどう考えているのか、理事長は将来にどのようなイメージを描いているのか——戦略は、こうしたビジョンから出発します。

　少し話は変わりますが、これからは診療報酬のアップが望めない時代になります。病院経営はシビアさを増していくでしょう。その背景にあるのが社会情勢です。現在の我が国が人口減社会であることは、みなさんご存じのことと思いますが、実際にどのくらい減っているのか即答できる方はそれほどいないのではないでしょうか。

　こうした統計数字は、身近な数字に置き換えることでより実感できます。厚生労働省が公表している2021年4月報の人口推計を見ると、2021年4月1日現在で、前年同月に比べ52万人減少しています。私の住む福島県郡山市の人口が約33万人ですから、毎年、郡山市の約1.5倍の人口が減っているわけです。ちなみに福島県の人口が約185万人ですから、4年で福島県と同じ人口がいなくなることになります。鳥取県や島根県にお住まいの読者の方がいれば、鳥取県の人口が約55万人、島根県が約67万人ですから、毎年、自分の住む県とほぼ同じ人口がいなくなるわけです。なかなかインパクトのある数字です。そして、このスピードは年々加速していきます。看護管理者であれば、こうした社会の状況を把握することも大切です。人口以外にも病院経営にかかわるさまざまな示唆が得られるので、『厚生労働白書』を一読されることをおすすめします。

　人口が減るということは納税者が減るということです。そして、人口が減るから医療費も減るかというとそんなことはなく、総人口に占める高齢者人口の割合は増える一方ですから（**表1**）、医療費はさらに増加していきます（**表**

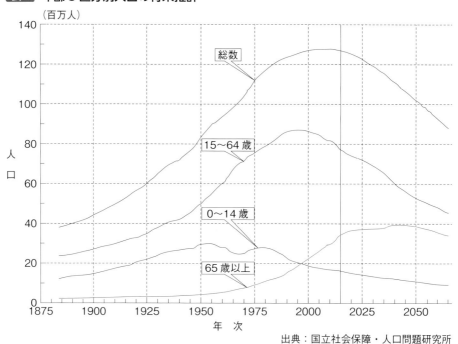

表1 年齢3区分別人口の将来推計

（百万人）

総数

15〜64歳

0〜14歳

65歳以上

1875　1900　1925　1950　1975　2000　2025　2050

年　次

出典：国立社会保障・人口問題研究所

2）。ちなみに、人口の自然増加率がプラスなのは沖縄県のみです。

　こうした事実――人口減、医療費など社会保障費の増加、厳しさを増すだろう診療報酬改定――を踏まえて、ではどのような方向に病院経営の舵を切るのか。こうした大きなビジョンがないと戦略は立てようがありません。厳しい社会状況を背景に病院としてどこを目指すのか、そこに看護部長がコミットメントすることで、病院という組織のなかで看護部がどのような働きをするのかが見えてきます。看護部が目指すものをさらにブレイクダウンしていくことで、必要なケア、すなわち必要な看護師像、働き方などが具体的になってきます。それをどう実現するかという手段が戦略となるわけです。

　「採用戦略にはフレームワークを使って〜」という話を聞いたことがあるかもしれません。たしかに採用戦略に活用できるフレームワークもありますが、

表2 将来の社会保障給付費の見通し（単位：兆円）

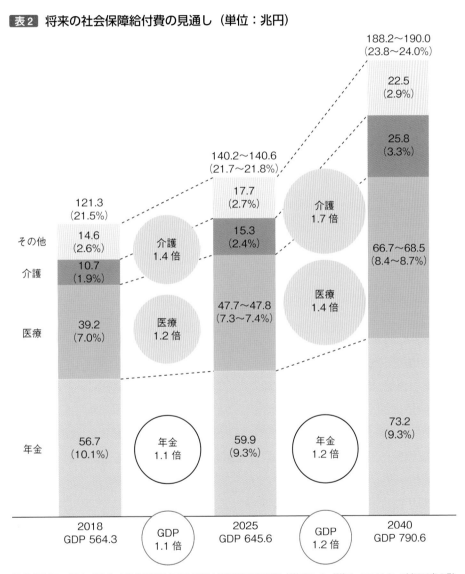

（出典）内閣官房・内閣府・財務省・厚生労働省「2040年を見据えた社会保障の将来見通し」（計画ベース・経済ベースラインケース）（2018年5月）
（注）（）内の％表示はGDP比。

活用にはビジョンが必要です。ビジョンを明確にして、その実現にどう看護部
が貢献するか、そのためにどんなケアを提供するのか、それにはどんな人材が

どの程度必要になるのか。フレームワーク云々の前に、まずはこうしたことから取り組んでほしいと思います。

人材をどう集めるか

　ここからは読者のみなさんが困っている具体的な問題、人材をどう集めるかという話をしたいと思います。先述のように、人口が自然増なのは沖縄県という状況のなか、若い労働力はさまざまな業種で奪い合いとなっています。養成校や大学など、学校訪問をすると、学長自ら学生集めに東奔西走しているという話を聞きます。

　看護師の入り口である養成校がこの現状です。看護師が潤沢に採用できるのであれば採用戦略は必要ないのかもしれませんが、看護師の採用も年々難しくなってきているからこそ、採用計画を立て、その実現に向けて戦略を練る必要があります。あるいは、採用が難しいなか、規模を縮小させるのも戦略の1つと言えるでしょう。看護師の人数が必要な急性期のベッドを減らして回復期を増やす、あるいは介護医療院に転換するなども考えられます。

　採用には専門スタッフを置くのが望ましいと述べましたが、現状では、多くの病院で事務部が採用を行っていると思います。「現場が忙しいから、とにかく人を増やして」という丸投げのリクエストでは、どんな人材がくるかは運任せになってしまいます。しかし、看護部長が看護部の目指す方向性、欲しい看護師像を伝えるだけでも、採用にかかわる職員は計画が立てやすくなります。いきなり看護部が採用にかかわるのは難しいかと思いますが、採用に関して希望を伝えるだけでもだいぶ違うはずです。

　また、募集をするにもそうした要望がないと、単に「看護師を○名募集します」という、あからさまに単なる補充であることが分かってしまう募集となってしまいます。これでは、応募する側も「この病院で働きたい」というモチベーションはあがらないでしょう。人は、必要とされること、認められること、いわゆる承認欲求が満たされることがモチベーションにつながります。

「私たちの病院はこんなことをしたいと考えています。そのために、ぜひあなたに来て欲しい」。こう言われれば、応募する側の気持ちに響くのではないでしょうか。

　ネームバリューのない病院では、まさにこの点が重要ではないかと思います。患者を集めるには、ネームバリューを形作っている治療成績などが大事ですが、看護師は治療を受けるためではなく働くためにくるのです。看護部が目指す方向性が示され、そこに自分の役割を見出すことができれば働きがいのある職場だと感じてくれるはずです。看護部のビジョンを明確に打ち出して募集することが、人を集めるための大切な方策の1つだと言ってよいでしょう。

看護部の存在感を高める

　ただし、これまで採用に関わってこなかったのに、突然、こんな人材が欲しいと主張しても、なかなか取り合ってもらえないかもしれません。そうした場合、病院における看護部の存在感を高めることが必要になります。

　読者のみなさんもご存じのように、医師の働き方改革が議論されています。その取り組みの1つに、医師から他職種へのタスク・シフティング（業務移管）があります。医師が担っていた業務の一部を、看護師などに移管しようとするものですが、私は、これは看護師が、その価値を示すことができる大きなチャンスではないかと考えています。

　「認定」「専門」、そしてタスクシフトと関係の深い「特定行為研修」など、看護師のなかでスペシャリストを養成する動きがあり、さらには、一定の範囲で医行為にあたる業務をできるようになってきています。活躍できる場が増えているわけですから、たとえば、高齢者は加齢による失禁の悩みを抱えていることがありますが、特に女性はなかなか相談しづらいものです。そこで泌尿器科の専門外来のコンサルタントとして女性看護師を配置して、失禁予防の相談を受けるなどの仕組みをつくることもできます。これは一例ですが、こうした看護師ならではという部分を病院のウリにして、看護の力で病院の収益をアップさせることも不可能ではありません。あるいは医師の周辺業務を引き受ける

ことで手術件数を増やすなど、看護部は病院にとってプラスとなるさまざまなことができる可能性があります。存在感を示すことができれば、「看護部としてこんな計画を考えている。そのためにこのような人材を、これだけの人数採用してほしい」という要望に、事務方も経営陣も耳を傾けてくれるはずです。

これはかねてからの私の持論ですが、看護師の採用は看護部だけの問題とするのではなく、病院全体の問題として考えるべきです。病院は、職員の過半数を看護師が占めています。すなわち、看護師の採用は病院全体に影響するわけです。法令上、「医師の指示のもと」という構造は変えてはなりませんが、実際上、潤滑油ともなって現場をうまく回しているのは優秀な看護師だと思います。そうした現場の業務をよりスムーズにするために優秀な人材を育成する、雇用する、そうしたことを看護部が主導できるようになれば病院はよりよくなると思いますし、戦略を考える余地も広がっていくと考えます。

ところで、病院が利益を生み出すには売上げを増やすか経費を削減する、この2つの方法しかありません。筆者は事務長経験もあるため、採用について事務方がどのようなことを考えるかがわかります。事務部門は直接的に利益を生み出さない非生産部門であるため、そこで経営に貢献するためには「経費削減」という意識が強くなります。「看護師を増やしてほしい」という要望を聞かされて、まず考えるのは次のようなことでしょう。人数が増える→人件費が増える→固定費が増えてしまう。固定費の多くを占めているのは人件費ですから、この点をなんとかしたいと考えている事務長は少なくありません。収益性が悪化していればなおさらです。固定費を増やさないために、部門ごとに人員の定数化を行っている病院も珍しくありません。こうした考え方を逆手に取って、「看護部が病院の収益を改善します」と言えるまでに存在感を高めることができればすばらしいと思います。

採用には専門の職員が必要

これは看護部から離れた組織の話となってしまいますが、筆者個人の経験からも、採用にかかわる部門、職員は独立、専任で置くべきだと考えます。病院

　事務を兼務していると、さまざまな場面で、先述のコスト意識がどうしても顔を出してしまいます。兼務は、効率的に見えて実は非効率なのです。私は採用を担う部門の長として、どのように応募者数を増やすかを常に考え、そのための学校訪問など全国を飛び回っていますが、兼務では、どうしてもいろいろな考えが生じるため、応募者数を増加させることだけに集中できなくなります。専門部署であるから、他の仕事が忙しくて…などと言い訳はできず、結果を出さなくてはなりません。

　さまざまな戦略を立てても、そのピースとなる人材がいなくては実行には移せません。優秀な人材を採るには、応募者数を増やして確率を高めることが必須です。戦略を考えるためにも、ぜひ、採用に関わる職員は専任で置いてほしいと思います。ずっと専属の部署を置かなければならないという訳でもありません。数年など期間限定で実施してみて、効果の有無をみてみるのもよいと思います。まずは試しでも体制を変えてみると、戦略に幅が出てくると思います。

　看護部と事務の連携は非常に大切だと考えています。筆者の人財開発部の職員は、看護部が行う新卒採用者のオリエンテーション、集合研修などにも必ず参加し、どんな研修をしているのか一緒に体験し、写真や動画を撮り、参加して感じたことを採用活動の際に学生に伝えています。これは説得力もあり、非常に大きな効果があります。看護学生は「教育体制はどうなっていますか」という質問をよくしてきますが、そんな時に、たとえば4月はこんな研修を5月はこんな研修を行いますというのを、単にテーマを示すだけではなく、この研修ではこんなことがあったなど、エピソードを添えて伝えることができます。写真や動画もあるので、参加者の表情、研修の雰囲気なども見せることが可能です。

　事務方が研修に参加すると、記録が残るため看護部にとっても助かることです。3月に行われる新人の一年間の研修の総決算の場では、それまでに行った研修の動画を編集して流します。新人も講師側も目を潤ませる、感動の場となります。現在、私の人材開発部の職員は、研修担当の看護師長と、次はどんな

研修を行うかなどを相談するまでになっており、日々、緊密な連携を行っています。

応募者へのアピール

　ここからは戦略を立てる際の要素、ヒントとなるような具体的な事柄について説明していきたいと思います。

いつ頃、どこで行うか

　新卒の採用については、卒業時期も決まっているため、みなさんの病院でも毎年採用活動を行っているでしょうから、いつ頃動くかなどの説明は不要でしょう。既卒の方を採用しようとする場合、ターゲットとなる人たちが就職先を探す時期を考慮する必要があります。最も多いのが、3月末に退職し4月から新しい職場で働きはじめるというケースですが、夏・冬の賞与をもらってからの転職も多くあります。こうした人の動き、タイミングを踏まえて、就職説明会や告知、募集など年間を通しての活動を考えます。これは、業務量的にも、看護部長が本来業務の片手間に行うのは無理があるため、先ほど述べたように専門部署があると適切な時期に適切に動くことができます。

地方看護学生へのアプローチ

　都市部の中小病院は、大学病院なども競争相手となるため、ブランド力などの面で不利な状況にあります。同じ医療圏で新卒を採用しようとするのは、なかなか難しい状況となります。そこで、地方の看護学生に目を向けるのも1つの方法です。地方学生は、都市部での就職を考えている人も多く、病院のブランド力はそれほど影響しません。厚生労働省が、「看護師等学校養成所入学状況及び卒業生就業状況調査」という、卒業生がどこの都道府県に就職したかという調査結果を毎年公表しているため、自病院の強みの発見にもつながるため、一度、目を通してみてもよいでしょう。就職につながる要素は、看護部長

が優しそう、寮がきれい、そういった要素が重要だったりします。

自病院の「よいところ」を再点検する

　上の話ともつながりますが、人材の採用に困難を感じているならば、自病院の"よいところ"を把握することが大切です。私たち「看護職の採用と定着を考える会」の研修では、自分の病院のよいところを100個書く、ということをよく行っていました。

　100個書いてくださいというと、「そんなに書けません」という反応が返ってきますが、書けないのは、"よいところ"を非常に狭い範囲で捉えているからです。看護部長がよい病院として考えるのは、「在院日数が短い」「外来患者数が多い」「患者の紹介率が高い」「手術件数・症例数が多い」「高名な医師が在籍している」「3テスラMRIが導入されている」などといったことですが、学生は、こうした点を挙げられてもピンとこないでしょう。

　先に述べたように、学生は治療を受けるためではなく働くために病院にくるのです。働き先の"よいところ"とは、「社食がある」「寮が新しい」「駅から歩いて通える距離にある」「通勤が下り方面なので電車が混まない」「病院近くにスーパーがある」などで、こうしたことが"病院の売り"になるわけです。通勤の利便性は、働く側にとって大きなメリットです。都市部では、地価が高いため病院を駅前に建てることができず、駅からバスに乗り換えて、ということがほとんどです。地方は駅前にあることも多く、これは"よいところ"です。また、スーパーが近くにあれば、仕事帰りに買い物をして帰宅できます。これも大きな魅力です。それなのに、平均在院日数や設備など、そうしたところしかアピールしないのは非常にもったいないことです。ぜひ、自病院の"よいところ"探しを行ってみてください。

看護師長ができること

　採用は看護部長など、トップマネジメント層の仕事だと思っている看護師長

は多いでしょう。それはまちがいではありませんが、看護師長あるいは主任なども、視点を少し変えれば採用に貢献できることはさまざまあります。

　看護部のトップである看護部長は一緒に働く人とは言えませんが、看護師長や主任は、新卒採用者にとっても中途採用者にとっても毎日を一緒に働く人です。こうした人が採用にかかわると、戦略に幅が出ます。

　看護師の退職理由として、職場の人間関係が挙げられることが多いように、"一緒に働く人"は仕事のやりがいや楽しさ、快適さに直結する要素です。ですから、師長や主任が「私たちが教えますので、ぜひきてください。一緒に働きましょう」などと言ってくれれば、特に新卒の人は就職したくなるものです。この人とだったら一緒に働きたい、ここでならがんばれそうと感じてもらうのは、新卒、既卒問わず大きなポイントです。ただ、現場の仕事があるので説明会などに参加してもらうのは難しいでしょうから、たとえばビデオレターのような動画を説明会などの場で流すことができれば、非常に説得力が増すと思います。これは、就職説明会だけでなく、病院のホームページの看護部紹介のページに載せることもできるでしょう。日々、一緒に働く人からの、「あなたが必要」「いっしょに働きましょう」というメッセージは大きな影響を与えます。

＊

　採用戦略というと仰々しい響きがありますが、あまり難しく考えず、まずは採用のターゲットとしている人たちがほしがっている情報はなんだろうかと考えることから出発するのがよいと思います。どうしても採用側はあれもこれも伝えたいとなりがちですが、そこをちょっと我慢して、相手にとって有用な情報・ほしがっている情報は何かを考えてみましょう。そこを糸口にすれば、いろいろな考えが広がっていくと思います。

③ ネームバリューはなくても人は集まる

社会医療法人美杉会グループ理事　看護部特任総看護部長 兼 教育部長
髙須久美子

ネームバリューとは

　ネームバリュー（name value）とは、世間での知名度・名前、そのものの価値という意味があります。では、皆さんの所属する病院、施設はネームバリューがありますか。大学病院や特定機能病院、大規模の医療法人など全国に名前が知れ渡っている病院もあれば、地域の中では「なくてはならない病院」として認知されていても、市町村や都道府県が変われば知名度は皆無となる病院、施設もあるでしょう。

　筆者が当グループの佐藤病院看護部長に就任した時、120床の急性期一般病院として市町村の中では頑張っている病院で、認知度もありました。しかし、求人を行っても応募は少なく、ましてや新卒の応募は皆無に等しい状態でした。大学病院でもなければ国立や都道府県立でもありません。ネームバリューがない病院での求人活動はとても大変なことだと痛感したのを今でも覚えています。

　では、「ネームバリューはなくても人は集まる」とはどういうことでしょうか。これは、「集まる」ではなく、「集めなくてはならない」のです。よい人材が集まらなければ、よい看護を提供し質の向上を目指すといっても限りがあります。しかし、知名度の低い中小病院などで集まるようにするためには、どうすればよいのでしょう。そこで、ここでは人を集めるための「採用ブランディング」についてお話します。

「教育体制」を看護のブランドにする

　病院や施設の知名度が上がることによって、地域の人に知ってもらう以外にも多くのメリットがあります。例えば、病院や施設の知名度が上がれば広告に費用をかけなくても患者さんや求職者に来てもらえるようになります。また、

口コミなどで「診療や看護」に対する信頼度が上がることもあります。病院、施設だけでなく、院長や看護部長個人の知名度が上がることで、その人が所属する病院や施設の価値が上がるなどのメリットもあります。だからこそ、「ネームバリュー」がなくても病院や施設の売りとなる部分をしっかりアピールしてブランド力を上げていき、そのものの価値を上げる力が看護管理者に求められているのです。

　筆者が看護部長就任後、最初に着手したことは教育体制の見直しでした。求職者が何を求めているのかを考えたとき、一番必要なことは「入職してもすぐ辞めてしまわないこと」につきます。では、なぜ、やめてしまうのでしょう。退職者面談をすると、「思っていた職場と違った」「人が少ないから教えてもらえない」「聞きたくても、だれに聞いていいかわからない」といった答えが返ってきました。そこで、まずはそこに着眼し、「教育体制の整備」を行ないました。

　教育体制を決めていくとき、「ペルソナ」を明確化することから始めました（ペルソナとは主にマーケティングに使われる概念で、仮想的な人物像のことです）。「どんな職員に来てもらいたいのか」、「どんな看護を提供してもらいたいのか」を考えたとき、当院が必要としているのは急性期一般であっても、超高度な医療を提供しているわけではありません。そこで、急性期の看護がわかっており、それでいて当たり前のことが当たり前にできる看護師、「ジェネラリスト」にターゲットを絞りました。

> ペルソナ①「ジェネラリスト」中堅看護師
> 急性期病院で勤務し、出産退職した子持ちのママさん看護師30歳代前半。その看護師は前の部署ではバリバリ中堅看護師として活躍していた。退職後、子育てをしながら、新しい職場での勤務をしたいと考えている。

　このペルソナ①が、辞めずに働けるために必要なものとして、中途採用者が迷子にならない「孫の手作戦」と称した教育プログラムを作成しました。

　「最初は病院に慣れてもらおう」と外来を見学し、検査室や救急、各科診察の流れを見てもらいます。その後、病棟など希望部署へ配属、OJT を開始します。この時、活躍したのが手順のマニュアルです。図や写真を多く使い、新卒でも既卒でもわかりやすいものとしました（わかりやすい＝かゆいところに手が届く。これが孫の手作戦の名前の由来です）。これらの取り組みにより、既卒入職者の退職は減り、「教育に力を入れている中小病院」という「看護のブランド」を確立しました。もちろん、これを周知するため、ホームページにも掲載し看護雑誌への執筆や学会発表を通じて広報活動も行ないました。

　執筆した記事は、出版社に別刷りを作成してもらい、求人ブースで配布することも行ないました。こうすることによって、どんな教育が行われているかを求職者にもわかってもらうことができます。

> **ペルソナ②潜在看護師**
> 出産退職後、子育てがひと段落し、子供が小学校入学とともに就職を考えた 30 代後半から 40 代前半。ブランクがある分、薬の名前や新しい機器などについていけない。ブランクがあることを不安に感じている。

　中堅の「ジェネラリスト」ペルソナ①の次にターゲットにしたのは、ペルソナ②「潜在看護師」です。子育てがひと段落して時間はありますが、ブランクがある分、不安を抱えています。前述したペルソナと状況は少し異なります。ブランクがある分、今までの教育方法では現場復帰に困難があることが想定されます。そこで、ブランク有の看護師用教育プログラムも作成し、外来で注射や点滴練習、新しい薬や点滴ルートに慣れてもらうところから開始しました。OJT までに時間をかけて、"今" の看護を習得してもらう時間を設けました。

> **ペルソナ③新卒看護師**
> 高校卒業後、看護学校に入学、卒業予定の 20 歳から 22 歳および社会人経験のある看護学校卒業予定 25 歳から 45 歳。

そして、最後のペルソナ③が「新卒看護師」です。新卒は卒業前の背景も異なりますが、年齢もさまざまです。そこで、集合教育後は個別指導体制とし、さらに時間をかけ、「1年かけてみんなで育てる」を合言葉に前期集合教育とローテーション研修、後期ローテーション研修と年間計画を立案しました。

　こうして3〜4年程度の時間をかけて、段階を追いながら教育システムを構築することによって、「教育体制がしっかりしているのでここを選びました」と言ってもらえるようになりました。離職率も下がり、新卒の応募にもつながりました。

採用ブランディング

　採用ブランディングとは、自施設の魅力を求職者に向けてさまざまな手段で発信することを言い、戦略的に自施設のブランドを構築するマーケティング手法です。

　いくら採用活動を積極的に行っても、求職者に応募してもらえなければ意味がありません。優秀な人材の確保は、質の向上にもつながり経営状態にもかかわってきます。採用ブランディングを行うことは、採用活動の成功に直結するからこそ、意識して取り組まなければなりません。

　コロナ禍において、病院のブランディングは変化しています。地域包括ケアシステムはすでに、どの病院でも取り組み、できていて当たり前となりました。ICT化も進み、デジタルマーケティングの時代に突入しました。今までのネームバリューに甘んじていてはいられなくなってきたことに危機感を覚えます。

　また、求人にも変化が生じています。病院のロゴやパンフレットのデザイン、どのようなイメージを伝えるかを重視してきた今までとは違い、SNSやスマートフォンの増加で、より伝えるべき情報は複雑になっています。伝える手段も多様化しているのです。

　当グループでも、ホームページの充実だけでなくSNSを駆使し、lineを活

用し、YouTube で動画配信などを行っています。患者や求職者と施設、病院との情報の接点が多様化し、従来のようなパンフレットなど紙媒体の情報発信だけでは他の情報に埋もれてしまい、目指す求職者に届くことが困難になってきています。

　実習や、インターンシップなど対面で行う情報収集はコロナ禍によって制約がかかり、見学も対面では実施しづらい状況になっています。さらにインターネットへの接続時間が増加していることを考えると、今までのやり方では新たな求人は難しいという現状です。

　医療におけるブランディング戦略では「医療サービスを可視化」し、自施設の地域における医療サービスの価値をブランディングしていくことが必要とされています。看護においても、サービスの価値を病院や施設の経営方針に合致させ、看護師の求人を行っていかなくてはなりません。そこで、「採用ブランディング」が重要となります。所属する看護部の売りとなる価値は何か。それをどのように発信して認知してもらうかが鍵となります。他の病院とは異なる看護部の個性、価値、特徴などが認知され、初めて「ブランド」化されます。特に中小病院では大きな病院とは違った、差別化された売りとなる価値を見つけ出さなければなりません。

　また、過去は拡大を遂げてきた大きな病院でも、コロナ禍においては外部環境の変化による自施設のブランドが陳腐化する可能性があります。医療政策が地域包括ケアシステムに移行し、Cure（キュア）から Care（ケア）へと移り変わり、情報の在り方も変化する今こそ、「採用ブランディング」を戦略的に立て直していくチャンスかもしれません。

採用ブランディングの実際

　採用ブランディングを検討するのは人事部門がしてくれるといわず、積極的に看護部が参画されることをお勧めします。中小病院だからと諦めずに、自施設の看護部の売りを見つけることからスタートしてみてはどうでしょう。

どんな看護を提供するかを明確化する

自施設のビジョンや働きやすさなど、強みやアピールポイントを整理し、求職者に発信します。どんな看護が提供できるかを明確にすれば、「こんな看護がしたいと思う」看護師が応募してくるようになります。「ここで働きたいと思えるキーワード」をアピールします。

求人にかかる費用の削減につながる

病院のイメージが正しく伝わり、「どんな看護が提供できる職場か」が明らかになれば、すなわち採用ブランディングが明確化されれば病院のイメージが構築され、やがてそれがブランド化にまでなると、口コミや職員紹介なども増えるようになります。すぐには無理でも時間をかけて構築すれば、やがて広告費用の削減につながります。

採用後のギャップによる退職防止

採用ブランディングが明確化されていれば、前述したように、採用後に「思っていた職場とは違った」と退職してしまうこともなくなります。

ポジショニングで競合他病院との差別化

採用ブランディングを行う際、近隣の病院と同じことをしていても、労働力の取り合いになるだけです。できれば、「子育て支援」や「資格取得支援」が充実しているなど、欲しい看護師像が必要としている支援、あるいは認定看護師の育成なども視野に入れて、他の病院と差別化を図ることが重要となります。医療圏でのポジショニングも考えた「売り」をしっかり意識した戦略を練り、採用計画に落とし込む必要があります。

採用ツールを決定する

　採用ツールには、広告・宣伝活動・求人ブース出展と広報活動などがあります。**表1**に主な採用ツールを整理しました。広告・宣伝活動はテレビや新聞、雑誌などの宣伝枠を買って、自施設等の特徴を発信、または掲載する方法となります。しかし、広告宣伝は医療法による広告規制があり、内容は規制に従う必要があり掲載する項目も限られています。

　広報活動は提供している医療サービスについて発信すると同時に、事業全体の理解を求めながら医療サービスの背景や特長を説明することができます。病院のホームページやSNS、YouTubeなど自施設を理解してもらうための情報を発信するだけではなく、コメント欄から反応を見ることもできます。施設独自の広報誌など印刷物を含めメディア（ホームページ、ソーシャルメディア）を通じて発信するので、広告よりも詳細に伝えたい情報を発信することができます。

　そこで、人事部門などと協議しながら、どのターゲットに・何を目的として・どんな情報を発信していくかも戦略との1つとして検討していくことをお勧めします。もちろん従来のような印刷物などの宣伝媒体も使いながら、自施設のデジタルメディアも駆使して活用されるとよいでしょう。現在では、デジタルメディアの方が圧倒的に求職者との接点を持つことができ、費用面でも有利であるといえます。

　コロナ禍の収束がみえないなか、近隣の大学病院では、求人策としてバーチャル病院見学を実施しているところがありました。今までとは違ったニュースタンダードを意識した求人活動が必要な時代になっていることを感じます。

表1 主要な採用ツール

パンフレット（紙媒体・PDF などの電子媒体） 動画（YouTube、その他） ホームページ（自施設採用サイト） SNS 業者による求人サイト 採用管理システム 新聞、広告誌　など

採用スケジュールを立てる

　採用スケジュールは、前年度の早い時期から次年度の計画を立てていきます。どの病院、施設でも秋までには、次年度の採用スケジュールを決めているのではないでしょうか。そして、6 月から 7 月には新卒採用が終了しているところも多いかと思います。求職者のターゲット像を決定し、新卒だけでとするのか、中途採用者も含めるのかなど採用戦略に沿ったスケジュール立案が望まれます。

PDCA サイクルを回して、次の採用計画に反映する

「採用ブランディング」検討時にフレームワークを活用しよう

　「漠然としていて採用ブランディングの作り方がわからない」という場合は、3C 分析や SWOT 分析などマーケティングの分析手法を活用するのがよいでしょう。

●①3C 分析で自施設の強みを見つける
　3C 分析とは「市場・顧客（customer）」「競合（competitor）」「自社（company）」の 3 つの項目について、事実や情報を整理し自施設の現状や取

り巻く環境を理解することを目的とした分析方法です。市場・顧客の部分を「採用市場・求職者」と置き換えることで、採用ブランディングにも活用できます（図1）。

図1 採用の 3C 分析

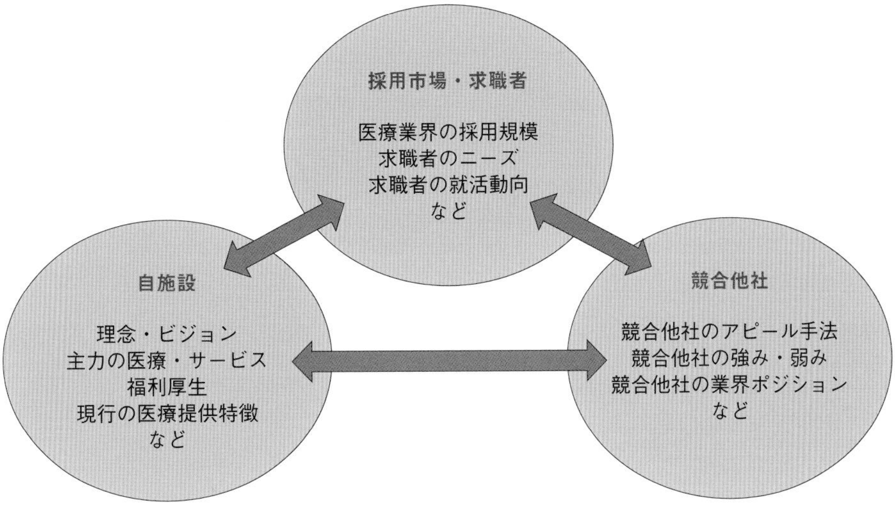

採用市場・求職者

医療業界の採用規模
求職者のニーズ
求職者の就活動向
など

自施設

理念・ビジョン
主力の医療・サービス
福利厚生
現行の医療提供特徴
など

競合他社

競合他社のアピール手法
競合他社の強み・弱み
競合他社の業界ポジション
など

●②SWOT 分析で採用課題を発見する

SWOT 分析とは自施設の「Strength（強み）」「Weakness（弱み）」、外部の「Opportunity（機会）」「Threat（脅威）」の情報を整理して、自施設と外部の項目を組み合わせることで、自施設の特徴や立ち位置を分析する手法です（図2）。

この経営戦略の策定に使用される方法を採用戦略でも活用することで、改めて採用課題を発見し、PDCA サイクルを回して、次の採用計画の見直しに繋がるでしょう。3C 分析で整理した情報を使って 4 つの項目を埋めていくことをお勧めします。

図2 SWOT 分析で採用課題を発見

1. 強み 求職者にアピールできる強み　例えば • 看護部として取り組んでいること • 教育体制の充実 • 資格取得支援 • ママさん Ns 支援 • 一人暮らし Ns 支援 • 有休消化率 100% • 福利厚生の充実	2. 弱み 求職者のデメリットになりうる弱み 例えば 　• 駅から遠い 　• 休日年間 112 日で他病院より少ない
3. 機会 採用活動の機会　例えば • ZOOM 説明会（遠方からも可能） • 新規病棟立ち上げ • 新築移転	4. 脅威 採用活動をする上での脅威　例えば • 近隣病院新設 • 近隣病院の新規事業拡大

　これらから 1. 強み×3. 機会、1. 強み×4. 脅威、2. 弱み×3. 機会、2. 弱み×4. 脅威などそれぞれ掛け合わせて、アイデアを考えます。

＊

　採用戦略の立案、実行するためには採用ブランディングの活用も重要です。どんな看護を提供したいのか、そのためにどんな看護師を求めているのかを明確にすることで、おのずと採用ブランディングも明確化されていきます。たとえ、ネームバリューがない病院であっても「仕事のやりがいが伝わるメッセージを込めること」がポイントです。ブランディングがうまくいくと広告にかかる費用も削減できます。効率的な採用と管理を実現するには、採用ブランディングを実行することがお勧めです。

📖 引用・参考文献 ……………………………………………………………………………………………
川口雅裕・髙須久美子編. 問題がみるみる解決する　実践！看護フレームワーク思考 Basic20＋活用事例. メディカ出版, 2019, 144.
川口雅裕・髙須久美子編. マネジメントの基本概念が図解でわかる　速習！看護管理者のためのフレームワーク思考 53, メディカ出版, 2015, 143.

第2章

座談会：
どのように人を集め・
職場に定着させるか

どのように人を集め・職場に定着させるか

少子高齢化を背景に労働力不足が社会問題となっている。医療の世界も例外ではなく、さらに看護師の需要の増加もあり、看護師不足は深刻なレベルにある。そのようななか、どのように人材を採用し、また離職を防ぐか──。看護部のトップとして採用にかかわり、新卒や中途採用者の増加、離職率の低下など、さまざまな取り組みにより結果を出してきた 3 人の話を聞いた。

採用の現状

──まずは、みなさんがどのような立場で看護師の採用・定着に関わっているか、また、最近の採用事情について教えてください。

高須　私は、大阪府枚方市にある佐藤病院で 11 年看護部長を務めた後、現在は特任総看護部長という全体を見る立場となっていますが、教育担当だけはさせてもらいながら、看護師の採用活動にも関わっています。

工藤　埼玉県さいたま市にある大宮中央総合病院で副院長・看護局長を務めています。現在の病院は移ってきたばかりなので、今日は以前の職場での経験なども含めてお話させていただきたいと思います。

佐藤　大阪府済生会吹田病院の看護部長を務めています。当院は急性期病院ですが、地域に急性期病院が多いなか、がんばっているところです。看護部長としては 2 年目になりますが、職員の採用、定着は頭の痛いところで、日々悩んでいます。

高須　私どもの美杉会グループは、急性期一般 120 床の佐藤病院が経営母体になり、そのほか病院や介護保険施設などあわせて 28 施設 69 事業所という規模になります。病院単体ではなく、法人全体という形で求人をしています。採用のハードルになっていることが、ネームバリューがないことです。枚方市のなかであれば美杉会の知名度は高いのですが、大阪府というレベルになると、

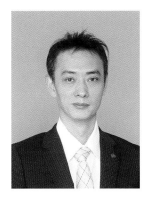

工藤 潤
（くどう・じゅん）
医療法人ヘブロン会 大宮中央総合病院 副院長/看護局長
認定看護管理者。三郷中央総合病院看護部長、上尾中央総合病院看護部長・看護担当特任副院長、上尾中央医科グループ看護局統括部長・八潮中央総合病院看護部長を経て、2020年より現職。

知らない方も多いです。そもそも、枚方市自体がどこにあるのかご存じない方も多いので、そうした点でも採用には苦慮しています。

　幸い、毎年、グループ全体で20〜25名の新人をコンスタントに採用できるようになってきましたが、残念ながら、当法人が第一志望という方は少ないのが現状です。先ほど述べましたようにネームバリューがなく、なにもしなくても学生が応募してくるという状況ではないので、看護師国家試験のサポートなどを行い、そうした関わりから採用につなげるといった取り組みもしています。また、看護補助者についても苦労しているところで、年齢問わず採用し、アスリートなどの派遣の方をお願いすることもあります。

佐藤　私どもの病院は済生会という看板はありますが、髙須さんの枚方市と同じく、他の都道府県の方は吹田市という地域を知らないことも多い――読み方からしてわからないようです――ので、まず病院のことを知ってもらおうと若いスタッフを巻き込みながら採用活動を行っています。それが功を奏して、毎年、50〜60名の新人を確保できています。これも髙須さんの病院と同じですが、必ずしも当院が第一志望の方ばかりではありませんね。やはり大学病院や公立病院を志望していた方が次善の選択肢で、ということも多いです。中途採用の方にも来ていただきたいのですが、こちらはコンスタントにエントリーがある状況ではありません。一方、看護補助者に関しては、最近は応募が増えてきた印象です。コロナ禍でアルバイト先などが減っていることもあって、一般の学生さんがアルバイトという形で看護補助者として働いてくれるケースが増えてきました。

工藤　私どもの病院があるさいたま市は、県庁所在地なので知名度はあり、また最寄り駅から歩いて数分という立地面でのアドバンテージもあるため、存在を知ってもらえさえすれば応募してくれるような状況にあります。これまでは

積極的に新人を取っていなかったのですが、来年度からは新人の採用にも力を入れていく予定です。採用に苦労しているという話をよく聞く看護補助者は、ハローワークや求人広告での応募が増えてきました。佐藤さんがおっしゃったように、コロナ禍で働きたいけれど働く場所がなかなか見つからないという背景があるのかなと思います。

　私がくるまでは看護師の不足を中途採用者で補うという方針で、幸い、中途採用の方を確保できたので、人員配置的には多少余裕が出てきたというところです。ただ人材紹介会社経由の方も多く、紹介料のコストが莫大なため、直接採用できるような体制を作らねばと取り組んでいる最中です。いまは人材紹介会社への登録はインターネットで簡単にできてしまう時代ですし、就職先を探している看護師さんからすれば登録して損はないので、すぐに登録してしまう。人材紹介会社を経由しない採用をどう増やしていくか——そこが目下、頭を悩ましている点です。

人材採用に力を入れるようになったきっかけ

髙須　実は、先ほど述べたネームバリューの問題が人材採用に力をいれなければと決心したきっかけでした。私が看護部長に就任した頃は、就職説明会にブースを設けても、説明を聞きに来る学生が1人も来ずに終わるということも珍しくありませんでした。また、その頃は病院のホームページに看護部紹介のページもありませんでしたし、求人パンフレットもありませんでした。当然、ノベルティグッズもありません。当時は、そんなものを作るのに経費をかけるのはお金の無駄という意識が病院側にありました。新卒採用は、年に1〜2人くればいいほうで、こない年もあったという現状でした。

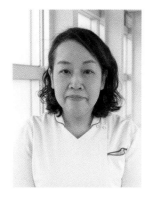

佐藤 美幸
（さとう・みゆき）
社会福祉法人恩賜財団大阪府済生会吹田医療福祉センター　大阪府済生会吹田病院　看護部長
認定看護管理者。大阪医科大学附属専門学校卒業後、同院、小児科病棟看護主任を経て、2005年より大阪府済生会吹田病院に入職。GCU主任、NICU師長、副看護部長、看護部長代行を経て、2019年より現職。

　こうした状況では看護の質の向上など望むべくもありません。まずは人を集めなくてはと、病院の上層部にかけあってホームページで看護部を紹介してもらい、また求人パンフレットを作成し、そして看護部紹介のDVDを作ってもらいました。ノベルティグッズは、いまも実現していませんが、グループのシールを100円均一グッズに貼って配るといったことをするようになってから、説明会のブースに人が来てくれるようになりました。

　そのほか、私の母校にお願いして、求人活動をしてもよいという条件で講師をさせていただき、授業のなかで心をつかんで、毎年3〜5名はきてくれるようになりました。ただ、さきほども触れましたが、国家試験の合格にはサポートが必要な学生もいたので、病院で費用を負担して外部講師をお呼びする試験対策講座を年2回、そのほか、1,000円の参加費をいただいての勉強会を年10〜15回開催していました。昨年はコロナ禍の影響で、集中講座という形で3回に減ってしまいましたが、そうしたサポートを行って、合格に導くということをしています。学生のサポートは、他病院を志望している学生も参加できる形としており、「何年後かにうちに来てね」などと話をしています。将来への種まきですね。

佐藤　髙須さんが看護部長になられる前は採用活動らしい活動をしていなかったのは、その必要がなかったということだったのですか？

髙須　かつては7：1看護配置基準もありませんでしたから、たしかに必要性は薄かったと思います。私が副看護部長になった頃に、7：1看護配置基準が導入され、幸いといっては語弊がありますが、ちょうどその時に近隣の病院が閉院したため、基準を満たす人員は確保できましたが、その後、それを維持するのがとても大変でした。意識が変わってきたのはそのあたりからですね。

佐藤　なるほど。私もまず、吹田病院という名前を知ってもらうことから始め

ました。髙須さんがおっしゃったように説明会にブースを出しても、ほかの病院も出していますし、知名度がないとブースを出すだけでは人が来てくれないんですよね。そのなかでどうやってきてもらうかということを考えて、病院っぽくないブースにすること、そして学生と年齢の近い若いスタッフに参加してもらうようにしました。現場の声を聞きたいという学生がブースに来てくれ、スタッフとの話をきっかけに病院での説明会に参加してくれ、就職につながるという流れも出来はじめてきました。また、学生にとって夜勤は未知の世界で不安が大きいところです。当院は変則二交代で、夜勤時間が短いといったことなど、具体的にイメージできるように説明すると安心してくれ、採用につながることもあります。新人の採用については、ようやく安定して採れるような形ができてきたかなというところです。

　また、以前は、直接地方に出向いたり、地方での説明会にブースを出して人を採っていたのですが、数年経つと、いろいろな事情で地元に帰ってしまう人も少なからずいるんですね。看護の質を高めるには継続して勤めてくれる方が大事ですから、そうしたリスクも考慮して、今は主に関西近郊での採用となっています。

　おそらくみなさんの病院もそうだと思いますが、採用は年によって波が大きいんですよね。ある年、たくさん新人を採用できたことがあったのですが、翌年は、なぜか履歴書さえ送られてこなかったり。そうした経験もあって、採用活動は必要という意識が病院で共有できたのですが、やはり学生は大学病院や公立病院を選ぶ傾向にあるので、同じような採用活動をしていても勝てない。当院にきてもらうためにも、まず、自分たちのよいところを再確認することから始めました。働いているといろいろと愚痴を言いたくなるものですが、若いスタッフたちは、学生によいところを伝えるときに、驚くくらいにしっかりと

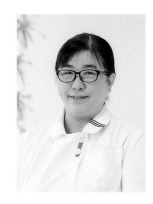

髙須 久美子
（たかす・くみこ）
社会医療法人美杉会グループ理事 看護部 特任総看護部長 兼 教育部長
認定看護管理者。大阪府医師会看護専門学校卒業後、警察病院を経て、佐藤病院に入職。訪問看護ステーション管理者、老人保健施設副施設長、佐藤医院副院長、佐藤病院看護部長、医療法人美杉会理事を経て、2020年より現職。2021年MBA（経営学修士）取得。

説明してくれて、そんなふうに感じてくれていたんだなとびっくりするとともに、うれしいきもちになりました。逆に、私たちが気づかされることもたくさんありましたね。

工藤 15年ほど前になるかと思いますが、当時、看護部長を務めていた病院は順調に新人を集めることができていたのですが、同じ法人の750床規模の病院が10：1にも満たないぐらいの看護師しかおらず、看護師の採用に力を入れるということになり異動することになりました。

　私もまず、みなさんと同じようにパンフレットを作るところからはじめました。目を引いて、持ち帰ってもらえるよう、採用対象の年代の学生たちの間でなにが流行っているかを調べて、渋谷で人気のファッションビルの紙袋のイメージでパンフレットを作るなど、いろいろ工夫しましたね。また、厚生労働省が作っている『新人看護職員研修ガイドライン』では、看護師の臨床実践能力は「基本姿勢と態度」「技術的側面」「管理的側面」という三層構造になっているという説明がされていますが、これを参考にして、特に「技術的側面」、まず、ここをしっかりと身につけさせたいと考えました。というのも、日本看護協会が「新人看護職員研修の現状について」という報告書を出しているのですが、新人看護師の入職時の実践能力の調査で、新人の7割以上が、103項目の基礎看護技術のうち「1人でできる」と認識しているのは、わずか4項目しかなく、それが早期離職理由にもなっていました。要するに、実際に入ってみると自分ができないことに絶望してしまうわけです。ですから、入職してすぐにできないのは当たり前、できなくてもよいと現状を保証して、入ってからしっかり技術を身につけてもらうような研修体制を作ることにしました。同じく日本看護協会の「新人看護師が1年以内に辞める理由」という調査に、「希望する配属部署に行けない」「困った時に相談できる仲間がいない」という理由が

上位にあることに着目して、上記の技術をしっかり身につけることとともに、希望する部署に行くことができ、相談できる仲間を作れる「ジョブローテーション研修」を導入しました。

　これはローテーションでさまざまな部署を経験してもらい、よかった部署を選んでもらうというものです。結果的にほぼ全員を第一希望の部署に配属することができました。このジョブローテーション研修で大きな効果があったのが、先にあげた「困った時に相談できる仲間がいない」ことの解決です。研修では4、5名のグループを作るのですが、おそらくみなさんも学生時代に体験していることと思いますが、一緒に実習を受けたグループは不思議なほど強いつながりができるんですよね。そういった効果を狙って、グループという形での研修としました。このときできたつながりは、やはり深いようで、数年経っても「一緒に海外旅行に行ってきました」とか、まったく違う部署の看護師が結婚式に参列をしてるので話を聞いてみたら、「ジョブローテーションで一緒でした」という声を聞いたりしました。こうした横のつながりをつくる仕組みは離職防止の効果だけではなく、「仲間とともに困難を乗り切っていける、安心して就職できる病院」という評判が口コミで広がり、応募者の増加にもつながりました。

　最初にこの病院に異動してきたときは、同じ法人の看護専門学校からの新人が多かったのですが、取り組みが奏功して外部からの入職者も増えて、5〜6年で1年に100名ほど採用できるまでに変えることができました。

佐藤　当初は、離職防止が狙いだったんですね。

工藤　そうですね。まず離職をしない仕組みをつくって、中途採用の方も含めて人を集めていこうと考えていました。髙須さんの枚方市も佐藤さんの吹田市も、市の名前を正しく読んでもらえないことも多いとおっしゃっていました

が、そこの病院も関東の人でも名前をまちがって読んでしまうようなマイナー地域の病院でしたので、そこで人を集めていくには、他と違う採用方法をしなければとの思いは強かったですね。幸い、徐々に応募者が増えていって、口コミの影響力を実感しました。入職した新人から、後輩に評判が伝わっていくようで、そんな形で応募してくれた人もいましたね。

佐藤　全員が第一希望というのはなかなかできないことですね。

工藤　希望どおりにすると、誰も希望せず新人がゼロの部署も出てくるわけです。でもそこは、恨まれるのを覚悟して（笑）、希望どおりの配属にしました。ただ、なぜ誰もその部署を選ばないのかというと、人間関係があまりうまくいっていないなど、やはりなにかしらの理由があるんですね。そして新人ゼロだった部署は、翌年には新人獲得のために、問題点を改善して変わってくれるんです。2年連続で新人ゼロだった部署はなかったですね。導入当初は、「新人の言うことばかり聞いて」と恨み節も言われましたが（笑）、希望しない部署に配属して辞められるよりは、新人の人数を確保するほうが大事ですから、「なぜ希望する新人がいないのか」を考えてもらって、改善に取り組んでもらうようにしました。そうした努力もあって、ジョブローテーション研修を導入して4～5年経つころには、自然と、どこの部署にもまんべんなく新人が配属されるような形になりましたね。

髙須　実は当院も同じく、希望通りの配属としています。就職して1年以内に離職した方を雇用すると、理由として挙げるのが「希望と違う部署に配属された」ということなんですね。私たちのところでは、新人を2～3人のグループに分け、最初はローテーション研修という形で病院だけでなく法人のさまざまな部門、介護保険施設や訪問看護ステーションも体験してもらいます。その後、第三希望まで部署を示してもらいますが、9割以上は第一希望の部署に配

属することができています。

　やはり自分の希望した部署だとがんばれるというのと、新人には、「ローテーション研修中に輝いている先輩を見つけてください」とお願いして、「○○先輩のようになりたい」などコメントを書いてもらっています。自身のモデルとなるメンター的な先輩がいると、困難にぶつかったときに「あの先輩ならこうするだろう」と大変さを克服する助けになるんですね。新人が定着してくれるように、当院ではこのような仕組みを取り入れています。そして、この仕組みのもうひとつの効果として、目標として名前が出てきた先輩看護師はモチベーションがあがって、さらにがんばってくれるということがあります。名前が挙げられなかった人は凹むかというとそういうことはなく、発奮材料として、目標にされるようにがんばってくれたりします。ただ、希望通りというのができるのは、病床数が少ないから可能なことではないかと思います。中小規模のメリットですね。近隣の大病院は、毎年新人が100〜150名ですから、その規模で全員の希望を聞いていたら大変なことになるだろうなと思います。

佐藤　当院は440床ですから、規模的には大病院ですが、次のような方法で配属しています。最初の面接で希望の部署を聞き、次に、ユニフォームの採寸の際にも希望部署を確認するのですが、その際に、「ここだけは無理ですという部署があれば教えてください」という聞き方をします（笑）。急性期病院では○○科と配属されても違う科に入ることもあり、混合病棟のようになっている現実もあるため、○○科という希望は叶えにくいので内科系、外科系などのように分けて聞いています。また、オペ室、ICU、救急などはどうしても希望者が少なくなるので、見学会などのときに意図的にアピールして、興味をもってもらうようにしています。このような形にすると、ほぼ全員第二希望までには配属できるようになっています。

　ただ、希望部署に配属しても、「思っていたのと違った……」ということはあるので、そのような場合はローテーションをするなどして対応します。

工藤　いろいろな部署、そして人をみてもらうのは大切ですよね。髙須さんのお話のなかで、「輝いている先輩を見つける」というのがありましたが、厳しい先輩がいたとしても、「あの厳しい先輩に指導してもらいたい」という新人もいるわけですから。

　もうひとつ、前の病院で新人採用に関して行っていたのが、適性検査「SPI3」の実施です。たとえば、新人各人のストレス耐性なども配属を考える際の材料にしていました。ジョブローテーション研修の最後に、SPI3 の結果をもとに個人面談を行うのですが、ストレス耐性があまりない新人には厳しい環境の部署よりもこちらの方が合っているのではないか、対人関係が苦手な傾向が見られる新人には、人との関わりが少ないこちらがいいのではなど、相談しながら、多少誘導することもありました。最終的にはその人の希望を尊重しますが、配属に関しての助言は行っていました。SPI3 の結果をもとに面談を全員に行うわけですから、終えるまでに 1 カ月近くかかったりと負担は大きなものでしたが、こうした個別の対応も離職予防につながっていたと思います。

髙須　病院で SPI3 の実施は珍しいですよね。

工藤　入職後に性格特性の把握のために行っていたのですが、SPI3 試験の会社の方が、分析結果を見て、一般企業に就職する人と看護師になろうとする人では、傾向がまったく違うと驚いていました。語弊があるかもしれませんが、一般企業で働く人たちと比べると、非常に偏りがある集団なんですね。特徴の 1 つとして、メンタル面のフォローなどをしっかりやらないと辞めやすいという傾向があるので、そうしたところは手厚くする必要があるなど、体制を考える材料になりました。

佐藤　看護師は、どういう傾向があるんですか？

工藤　内向的だったり、人は好きだけれども人と接するのは苦手だったり、優しい人が多い反面、落ち込みやすい、感情が細やかなどの傾向が顕著でしたね。

髙須　優しい人が多いですし、言われると、たしかに打たれ弱い人も多いように思いますね。分析まではしたことはなかったので、今のお話を伺って興味が湧いてきました。傾向を知るというのも、離職防止のためにも大切かもしれないですね。

佐藤　看護師を選ぶというところで一定の傾向はあるのでしょうが、そこまで極端というのはちょっと驚きですね。患者に寄り添う、相手の気持ちを理解することの大切さを学んできているので、自分よりも相手を重視する姿勢が現れたのかもしれないですね。

コロナ禍のなかでのコミュニケーション

髙須　ところで、せっかくですからこの場でお二人にぜひ伺いたいことがあります。離職防止にはコミュニケーションが大切だと考えて、これまで新卒の職員も新たに当院に入職してくれたベテランの方にもできるだけ声をかけるようにしていました。特に、食堂で一人でご飯を食べているのはせっかくのコミュニケーションの機会を放棄しているようで非常にもったいなく感じ、プリセプターなり先輩なりに誘って一緒に食べてもらい、何気ない会話を通しながら様子を気にして欲しいとお願いしていました。ですが、このコロナ禍で食堂は席の間についたてが立てられ、会話も厳禁、みな黙々と食事をとり、休憩室も密にならないように、小刻みに休憩をとってもらっているため、なかなか新しく

入ってきた方の話を聞いてあげられない状況です。この辺りでなにか工夫されていることがあれば教えてください。

佐藤　う〜ん、たしかに今はコミュニケーションには苦労していますね。当院は看護学校を持っていないため、いろいろな学校から人がきているので横のつながりは大事にしていたところですが、去年から集合研修も開催できなくなり、クラスターを発生させないよう食事も黙って一人で食べる。こんな状況です。部署内のコミュニケーションも減り、新人同士でも減っています。部署によっては師長が話を聞く時間を取ったりしていますが、見かけたらちょっと話をするとか、小さなかかわりを重ねていくしかないのかなと思っています。

工藤　当院も、食堂に行くと皆正面を向いて黙々と食事をしていますね。これはもう仕方ないですね。おちこんでいる人がいれば、以前は主任や師長が声をかけて食事に行ったりという光景がありましたが、今はそれもできない。佐藤さんがおっしゃるように、時間を取って面談をする、小さなきっかけでもマメに声をかける、そのぐらいしかできないかと思います。休憩室も上限の人数を決めているような状態ですから、コミュニケーションをどう深めるかは苦慮しているところです。

髙須　やはりみなさんも苦労されているのですね。集合研修はできないので、参加人数を減らして研修を実施しているのですが、そのなかでは、同期の存在の重要性やコミュニケーションの大切さを伝えるようにしています。みなで集まってというのは難しいですが、SNSでグループを作ったりなど、これまでとは異なる形でのコミュニケーションも行われているようです。ただ、これまでのように辞める前に察知して、話を聞くというのが難しくなったなと感じます。ここは、今ならではの課題なんでしょうね。

佐藤　コロナ病棟を作った分、ほかの病棟の人手は減っていますし、面会制限

をしているため荷物の受け渡しなど、今まではなかった業務が増えていますしね。また、これまでは大変な状況であっても、「ちょっと飲みにでも行って元気を出して、またがんばろうよ」などと横のつながりが緩衝材になっていたのもなくなって、コミュニケーションが減ると、今の職場の人間関係が大切なものという認識が薄くなるという悪循環もあって、ちょっと一息つきたいという理由で辞める職員が増えたように思います。髙須さんのおっしゃるように事前の察知ができないので、退職を決心する前に話をすることができないので本当に困っています。

病院全体として採用に取り組めるように

——やはり看護師の採用は、看護部が中心になって行うものなのですか？

髙須 採用についても職員の定着に関しても痛感するのが、看護部だけではできないということです。いかに上手に人事など、事務方を巻き込むかがポイントですね。特に採用は、パンフレットの作成や、また佐藤さんの吹田病院で見たきれいな「くわいナース」（p122）の垂れ幕を参考に、当院でも同じようなものを作ってもらったり、事務方が動いてくれるかは大きな影響を及ぼしますね。採用がうまくいくコツを端的に言うと、"人事部と仲良くする"これにつきます。

工藤・佐藤　（笑）

髙須　ですから折に触れて、「看護部のためにいつもありがとうございます」と感謝の気持ちを伝えています。事務なのだから、やって当たり前と思ってしまってはダメです。よいしょする訳ではなく、事務方が動いてくれるのは本当にありがたいことなので、そうした気持ちを伝えながらお互いが気持ちよく協

力して動けるというのが大切だと思います。また、看護部と人事の仲が悪い
と、そうした雰囲気は説明会のブースでも現れるものです。学生からすれば、
わざわざそんな病院を選ぶ理由はありません。人間関係の大切さは学生も分
かっています。よい関係性が築けていることを、その場のコミュニケーション
などで見てもらうことも重要です。

佐藤　院内の人間関係は大切ですね。今はコロナ禍もあって見学会もできませ
んが、以前は、見学会に参加してくれた学生さんの感想を聞くと、病院のほか
の部署の方々とのコミュニケーションがよくとれているように思えた、人間関
係がよさそうな印象を受けたなどが挙がってくることがあります。学生たちも
自分が働くかもしれない職場ですから、人間関係も含めて、知ろうとするわけ
です。特にインターンシップで来たときなどは、人間関係の良し悪しなどは敏
感にキャッチしていますね。私たちが普段意識していないような、事務部の人
との会話の様子などを見て、いろいろ感じるようです。日々、誰とどのように
コミュニケーションをとっているかは大事です。

工藤　髙須さんがおっしゃるとおり、"病院全体で"という意識は必須です。
採用には、組織全体で看護師を集めるという気持ちが必要で、たとえばイン
ターンシップ中も含めて、事務の方にも医師の方にも、できれば院長も理事長
も参加してもらうような姿勢がほしいところです。今は時期的に難しいです
が、歓迎会にも参加してもらったりだとか、病院全体を巻き込んで、病院とし
て行っているという雰囲気を醸し出すのが理想的です。医師にとっても、自分
の科に看護師が増えてくれるのは助かることですから、ジョブローテーション
研修では、丁寧に指導してもらうようお願いしていました。そして、無事に採
用が終わったら、これも髙須さんがおっしゃったように感謝を伝えることが大
事ですね。

佐藤　事務方も含めて、病院からのバックアップは本当に大切です。ただ、事務の視点からすると、新人の採用は人件費が増えることでもあります。看護部は、院内で最も人数の多い部署ですから、人件費について指摘されることもありましたね。事務の方からすれば、適切な人数というのが人員配置基準ぐらいでしかわからないので、この辺りは根拠をもって伝えることが必要です。ただ、このコロナ禍で、ある程度は看護師の人数がいないと緊急時の対応ができないこと、また、人数がいればいいだけではなくスキルも備える必要があるということが、他の部署にも理解されたと思います。

工藤　採用については、私の病院は関東にありますが、関東は人材紹介会社が非常に多く、特に中途採用などで利用している病院も数多くあるんですね。ただ、コスト的には高いものにつきます。しかし、新卒採用がきちんとできていれば、高いコストをかけてまで中途採用者をとる必要は生じないわけです。そのため、新人1人あたりを採用するのにかかったコストと、もし、これが中途採用者だったらこれだけのコストがかかるということを、費用対効果の観点から伝えたりします。当初は、数字をもとに説得して、採用活動にかかる費用を捻出してもらっていましたね。数字は効果的です。人材紹介会社から1人紹介してもらうと、紹介料で80〜100万ぐらいかかりますよね。それだけの金額を活動費として出してくれれば、新人を数名採用できるというように説得し、徐々に看護部の人数を増やしていきました。もちろん結果を出さなければなりませんが。

　病院によっては、採用にかかる経費を出し渋る事務長もいるでしょうから、活動資金を勝ち取るのも看護部長の役割かもしれないですね（笑）。

髙須　事務長さんの考え方ひとつというところはあるので、そのあたりは上手にやっていくしかないですね（笑）。思い返すと、中途採用でも構わないので

どんどん人を採ろうという時もあれば、新卒しか採らないという時もありました。また、看護の質を上げるには、当然、継続性が必要なので、今いる職員が辞めてしまっては困るわけですが、数字だけで判断すれば、3年ぐらいで新人と入れ替わってもらったほうが人件費を低く抑えられるので、コスト的にはメリットがあります。実際、こういう考えをもつ方と会ったこともあります。

佐藤　それは、ちょっと驚いてしまいますね。

髙須　それでは看護の質もあがらないし、病院のブランド力もあがっていかない。当院では、さすがにそこまで極端な考えの人はいませんでしたが、看護師には長く働いてもらいながら、認定看護師や特定看護師といった資格取得のサポートも行う必要があるなど、さまざまな病院の実例を示しつつ病院に及ぼすメリットも提示しながら、資格取得の支援体制を作ったりしてきました。「こんなことをしたい！」という気持ちだけでなく、説得材料を用意することも大切ですね。

　また、言葉は悪いですが、時には財布を握っている部署に対して、大きな声で主張することも必要になるかと思います。

佐藤　幸い当院は、看護師の採用に関しては非常に協力的なので苦労したことは少ないのですが、配置や資格取得者の存在による診療報酬上の加算など、看護部の経営面への貢献という側面も伝える必要があるのでしょうね。

髙須　そうですね、看護部も病院の一部門ですから、経営面を考えることも当然大切だと思います。当院でも人件費率の高さが問題になったときがあって、看護部を預かる立場からは人員を減らすわけにはいかない、でも事務方からすれば、この人件費では遠からず経営がたちいかなくなるという考えでした。どこに落としどころを持って行ったかというと、ワーク・ライフ・バランスの充実に取り組んで無駄な時間外を減らしましょうと主張して、それを認めてもら

いました。お互い主張するばかりでは正面からぶつかるばかりですので、病院も看護部もWin-Winになるような方法を探るのが大切ですね。経営第一で考えれば、固定費である人件費をカットするのは定番とも言える方法です。コロナ禍で経営が大変になっている病院も増えていますから、こうしたところはきちんと主張できるようにしておく必要があると思います。

工藤 採用にはどうしてもお金がかかりますし、採用費は人件費に入れることが多いので、人件費の削減は採用にもかかわってきます。計画的な採用ができなくなると、中途採用者に頼らざるを得なくなったりして余計にコストがかかる事態になりかねませんから、事務方にも、そこは大きな視点でとらえてほしいですね。また、経費の削減だけを考えるのではなく、売上げを伸ばすという方向でも一緒に考えることができればいいなと感じます。

髙須 さきほど工藤さんが数字は効果的とおっしゃいましたが、私たちは、話し合うための材料をもっておく必要があると思います。稼働率や利用率といったデータから、人件費率を下げるには売上げをあげれば良いといった考え方まで、話し合うための切り口をいくつも持っておくことが大切です。丸腰で立ち向かっても玉砕するだけです。

　数字の把握は看護部長だけでなく、師長や主任などマネジメントにかかわるスタッフは、なぜ稼働率100％を目指すのか、そのために1日の入院患者が何名必要なのかなど、ぜひ数字を根拠に話ができるようになってほしいですね。

佐藤 そうですね。これは事務が理解してくれないとかそういった話ではなく、数字やデータが話をするうえで共通の土台となるということです。管理職はコスト意識をもって、日々の業務に経営の視点をもって取り組んでもらいたいですね。

髙須 経営陣は先を見通しながら日々の運営を行っていますが、看護の世界の

先まで把握しているわけではありません。たとえば、感染管理の認定看護師の2人目を育成したいと伝えたとき、トップ層はすでに1人いるから必要ないのではという反応で、研修費用も自腹でという回答でした。看護業界の動きは知らないわけですから、なぜ2人目がいるのかがわかりませんし、これは当然の反応とも言えます。そこでいろいろな資料を集めて、日本看護協会の意見なども添えて、必ず加算がつくと説得して認めてもらったことがあります。この先のこうした変化に備えて資格をもつ看護師を育成したいなど、「なぜ準備しておく必要があるのか」をきちんと説明できるようにしておく必要があります。

工藤　看護部長は、看護部をこうしたいというビジョンを持ち、日頃から周囲に伝え、共有しておくべきなのでしょうね。

髙須　ただ、こうしたい、ああしたいだけでは病院は動いてくれないですよね。ワーク・ライフ・バランスに取り組んだ際も、看護協会がそう言っているからでは説得できなかったと思います。職員がやりがいや充実感を感じて働けるように5時で帰れる職場を作る、それは病院の売りになるし、人も集まる。職員にメリットがあるだけでなく経営戦略の1つになると話を持って行きました。働き続けたいと思ってもらえる職場をつくりたい、そのためにワーク・ライフ・バランスの改善に取り組みたいと主張すると、すんなり理解してもらえましたね。

　ビジョンは部長だけでなく師長ももっておくべきだと思います。自分の職場をこうしたいというビジョンがないと、先の計画などは立てにくいのではないかと思います。

工藤　社会保障や診療報酬も含めた社会情勢などの先を読むと、こうしなくては、こうしたいという考えは自然と出てきますよね。ただ、視点はポジションによって違うので、異なる視点で物事を見ている人を、時には説き伏せること

が必要になってきますね。予想があたって信頼されるようになれば希望はスムーズに通るようになりますが、そうなるまでは、事務長と意見を戦わせることもけっこうありましたね（笑）。

佐藤 採用戦略は、外に向かってどうこうするというよりも、院内でどう一丸となるかということが大切なのかもしれませんね。

工藤 病院全体で看護師を採用するという姿勢がないと、どんな取り組みも長続きはしないかもしれないですね。採用は継続して取り組むことがなによりも重要だと思います。

髙須 人を取るのは、時間もお金もかかりますからね。病院全体で採用に臨むとともに、いかに働き続けてもらえる環境をつくるか、この2つを同時に行う必要がありますね。

さまざまな情報をキャッチできるようアンテナを張る

——採用や定着に関して、みなさんオリジナリティのある取り組みをされていますが、そうしたアイデアはどこから湧いて出てくるものなのでしょうか？

髙須 自分1人で考え出すのは限界があるので、私は看護部長同士の横のつながりで教えてもらったさまざまな取り組み例やアイデアをよく参考にしています。たとえば、佐藤さんの吹田病院の「くわいナース」のお話を聞いたとき、当院でも短時間で好きな時間に働いてもらえるような制度が作れないかと検討したこともあります。アンテナを高く張って、ほかの病院がどんなことをしているかを知ることは大事だと感じています。

　そのほか、師長が新しいアイデアを提案してくれることもあります。実現が難しそうなものだったとしてもシャットアウトせず、「なぜそう考えたのか」

と掘り下げて聞き、ここはいいけど、ここは難しそうだねと向き合うことで、新しい取り組みに発展するチャンスが広がります。また、こうした提案にちゃんと耳を傾けることで、「あの部長は何を言っても動いてくれない」という評判が立つのを防ぐことができます（笑）。

　これを読んでいる師長、主任の方は、それぞれにネットワークがあるでしょうから取り入れ欲しい取り組みに出会ったときは、世間話のようにでもいいので、ぜひ提案をしてみてください。そうした行動が業務改善につながることもあります。

工藤　マネジメントも改善には、やはりうまくいっているところを真似するのが早道だと思います。成功している取り組みなら、うまくいく確率も高いので、言葉は悪いですが真似をすることも大切です。

　また、かつてジョブローテーション研修を導入する前は、プリセプター制度で行っていて、一年の最後に反省会を行うのですが、毎年同じような反省が出てくるんですね。これでは何かが変わるということはなさそうだなと思って、ジョブローテーション研修を導入したという経緯があります。どこに価値を見出すか、どこに重きをおくかを見つめ直すのも重要だと思います。新たなものを見出すようなチャレンジも非常に大切だと思います。それがうまくいくと、他の病院との差別化につながり、採用や定着によい影響をもたらしてくれます。

　この取り組みをどうやって思いついたかと聞かれると、ちょっとわからないですが（笑）、日頃から日本看護協会や厚生労働省をはじめ、いろいろなところからの情報をキャッチすることは心がけていました。

佐藤　私自身は看護部長としては2年目で、副看護部長時代に前任の看護部長と考えていたこと、方向性などを形にしてきたというところですが、それでも

やはり、お二人がおっしゃたように横のつながりですとか、さまざまな機関からの情報などを広くキャッチするようにはしていました。意外と何気ない会話から、アイデアの種を得ることもあるので、人とのつながりやコミュニケーションは大切だと感じます。また、日常の業務は忙しく、職員も走り回っていますが、忙しさに埋没せずに、ちょっとした会話のなかで出てくる「こんなことできたらいいね」、という希望に気づけるようにすることも重視しています。

　また、師長のようにある程度のポジションに就くと、忙しいなか病棟を回していかなくてはなりませんから、どうしても保守的というかチャレンジよりも守りに入ってしまうところがあります。だからこそ、師長たちがやってみたいと思うことを後押しできるような環境をつくること、それがこの先にどうつながるのか、そうした視点も大事にしなければと思っています。現場はいろんなアイデアをもっているものですから、それを生かせる環境を構築するのが、部長としての役割の1つかなと捉えています。

髙須　現場の声は重要ですね。それを拾うにはコミュニケーションが欠かせません。部長さんによっては、用事があると電話で看護部長室に呼び出す人もいますが、私は用事があれば、チャンスと思い自分で出向くことにしています。出向いて話をすることで意外な情報がキャッチできたりといったこともあります。なにもないのに部長がやってくると、「なにかあったんですか」と身構える人もいるので、書類一枚をもっていくでもいいからなにか理由があれば、自分が出向くということは今も行っています。

工藤　以前の病院は750床で、ラウンドしているだけでは情報はあまり入ってこなく副部長・師長からの情報がメインでしたが、逆にスタッフからいろいろな情報をもらうこともありました。今は、250床なので、髙須さんと同じように、用事があったら自分から出向くようにしています。

　また、部長室のドアをあけっぱなしにして開放して、いつでも誰でも話をしにこれるような環境は心がけていました。「誰と誰がつきあってる」など、他愛もない話をしにくるスタッフもいましたが（笑）、情報をキャッチできるようにするのは大事です。

まずはどこから始めるか

——これから採用や定着に取り組んでいこうとする方に対してアドバイスをすれば、どのようなことがあるでしょうか。

髙須　まずは知ってもらうことが大切なので、まだ作っていないのなら看護部紹介のホームページですね。ホームページに看護部紹介のページがなかったり、看護部長の紹介などがないと、看護部が大事にされていないという印象を与えかねません。特に今のコロナ禍のなかでは、病院見学にもきてもらいにくいですし、就職説明会の回数も減っています。今はホームページなどが有効な手段かなと思います。見にくいと、すぐ離脱してしまうので、スマホに対応していることも重要ですね。

工藤　まず行うべきことは、髙須さんと同じく看護部紹介のホームページですね。実は今の病院に来たときは看護部のホームページがなかったので、すぐに作ってもらいました。職場として選んでもらうには、プロモーションといいますか、まず知ってもらわないと話になりません。そのほか、採用方法も大事ですが、採用した後、定着してもらうための環境づくりも同じく重要です。教育体制、資格取得支援など、これは私がいま集中して取り組んでいるところでもあります。こうしたことを充実させるのがスタート地点で、他病院との差別化などは、スタート地点の整備ができてから取り組むべきことかと思います。

佐藤　教育体制の充実は、具体的にどのようなことをされているのですか？

工藤　たとえば、新人なら1年間でどの程度まで技術を身につけさせることができるかといったことや、私生活は非常に大事ですから、新人も含めて仕事も私生活も充実させられるようどう支援していくかといったことですね。その体制ができてから、人が集まってくるようになるのだろうと考えています。

佐藤　なるほど。病院はたくさんあるので、私もまずは知ってもらう努力からはじめるのがよいと思います。現今の状況では、お二人がおっしゃるようにホームページが有力な手段なのかなと考えます。新人も既卒の方もいろいろな視点で探されていると思いますが、看護部のホームページのなかで、たとえば中途採用の方がいまこんな職場で活躍されていますなど、生の声を届けることが大切かなと思っています。勤務体制や休み、研修、教育などは、どこの病院にもないオリジナルのものというのはそうそう作れないと思うんです。ですので、そこで働いている看護師の声を届けるのが、選んでもらう大きな要素になるのではないかと考えています。スタッフのインタビュー動画などを載せている病院も増えてきたように感じます。

髙須　そして、これから取り組もうという方に伝えたいのが、事務方とのよい関係は必須ということです。事務の方が理解しやすいよう数値化して伝える、根拠となるデータを出す。また、事務長の誕生日にはちょっとしたプレゼントを渡したり、バレンタインデーにもチョコレートを差し上げたりしていました。「日頃から看護部の運営にご協力いただきありがとうございます」とのメッセージをつけて。できることはなんでもやるの精神ですね。

工藤　私はチョコレートを渡すと誤解されかねないので、それは難しいですが（笑）、男性同士ということで飲みに行ったりということがけっこうありましたね。飲みにいって喧嘩することもありましたが（笑）、いわゆる飲みニケー

ションですね。それと、髙須さんのおっしゃるように相手が理解しやすい数値化しての説明ですね。ここは本当に大事です。また、職責上、事務長が一番興味を示すのはお金の話ですので、そのあたりはメリットをちょっと脚色して伝えるということもしながら、採用活動や環境整備に必要な費用を認めてもらうということをしていましたね。

佐藤　交渉する際にデータが大切なのは、お二人のおっしゃるとおりです。また、この点もお二人がおっしゃっていましたが、日々のコミュニケーションがやっぱり物を言います。職種・役職にかかわらず、スタッフでもラウンド中に顔を合わせたら話をするということはしていましたね。また、事務部に用事があるときは、直接出向いてお願いしたりと、接する機会を増やすようにしていました。ふだんの業務のなかで、どれだけコミュニケーションを積み重ねてきたかが重要ですね。関係性ができてくると、先方も心情的に無下には断れないものです。そうしたことは、今も心がけて行っていますね。

髙須　つまるところは、院内でどのような人間関係を築けているかということに帰結するのかもしれませんね。病院のサポートも得られず、採用や定着に苦労しているという方がいれば、まずは、院内での人間関係を見直すところから始めてみるとよいかもしれません。

第3章

スタッフが定着する職場づくり

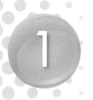

人が辞めない職場にするための10のポイント

国際医療福祉大学大学院研究生（医療福祉学研究科　保健医療学専攻　看護学分野　看護管理・政策学領域　博士課程満期修了）／元私立大学病院看護師長（現看護系大学教員：成人看護学　講師）
森田夏代

「ここなら、一緒にやっていけそう」と思えるか否か

　人が職場を辞める理由はさまざまです。本稿では、人が辞めない職場に欠かせないものとして、職場風土に注目していきます。職場風土とは、その職場で働いてきた人が時間をかけてつくり上げてきた独自のルールや価値観、職場の雰囲気です。

　新卒者にしろ中途採用者にせよ、「ここなら、一緒にやっていけそう」と思える職場風土をつくるにはどのようにすればよいのかを考えていこうと思います。

　目指すのは、「一緒にやっていけそうだ」と第一印象が良く、「辞めようかな」という考えが脳裏をよぎったときにも、「もう少し辞めないで頑張ろう」と考え直せる職場です。何らかの都合で退職する際にも、職場が嫌で辞めるのではなく、「縁があれば、みんなともう一度働きたい」と思えるような職場風土です。

まずは、現状を俯瞰的に客観視する

　スタッフが定着しない職場は、何かしらの問題を抱えているはずです。職場風土を考える前提として、看護管理者は、まずは現状を俯瞰的に客観視する必要があります。

　職場風土の良し悪しは、スタッフの定着率にも表れますが、究極は患者の満足度に反映します。なぜなら、「患者さんに満足してもらえる看護」ができる職場のほうが、定着率が良い傾向にあるからです。逆に考えれば、「患者さんが満足しないorしていない」場合は、「良い看護」が実施できていない証しだといえます。そこで、顧客満足度を調査し、「どこが、どのように満足できないのか」を具体的につかむことで、職場の改善点が見つかります。

　現状を俯瞰するには、自分の部署を他と比較することも有効です。大規模の病院であれば、師長会などで他の部署と比べたり、看護部長や副部長に相談すれば、自部署の強みや弱みが分かります。規模が比較的小さな機関であれば、地域の医療機関とネットワークをつくるという方法もあります。

　看護管理職の異動の機会も活かしましょう。新しい職場を新鮮な目で見ることで、その部署の特徴を感じることができます。

人が辞めない職場における看護管理者 10 のポイント

　スタッフの定着には、看護管理者の役割が重要です。そこで、人が辞めない職場にある程度共通する看護管理者の特徴を 10 のポイントにまとめました（**表1**）。順に見ていきたいと思います。

①「定着」に意識を向ける

　看護管理者の意識が「スタッフの定着」に向いているかどうかが出発点であるといえます。退職した人員の穴埋めをするべく「補充」や「募集」に躍起になるだけではなく、まずは、現在いるスタッフに目を向けましょう。

　定着に重大な影響を与える「職場風土」をつくっているのは、現在のスタッフにほかならないからです。スタッフが意欲をもって仕事に取り組んでいるか、部署内のコミュニケーションは円滑か、新卒や中途採用者をやさしく迎え入れているか、互いにサポートし合う雰囲気か、看護職以外と円滑な関係か、ぎすぎすしたムードではないか、互いの悪口が飛び交っていないかなど、現在のスタッフが働きやすい環境になっているかに視線を注ぎます。

　看護管理者が「定着」を意識するだけで、定着率が上がったという報告を受けたことも複数あります。

②誰に対しても公平である

　スタッフは、看護管理者の行動をよく見ています。「師長さんて、私とは喋

表1 人が辞めない職場における看護管理者 10 のポイント

① 「定着」に意識を向ける
②誰に対しても公平である
③辞めるスタッフに温かい目線を注ぐ
④中途採用入職者を温かく迎える
⑤スタッフを信じて「委譲」する
⑥自分のメンタルコントロールができる
⑦「余力」を残して仕事をする
⑧看護職の一員であるとの意識を持つ
⑨「看護」の理想を共有する
⑩患者にもスタッフにも積極的に声を掛ける

らないけど、あの人とはよく話すよね」などという感想を抱かせないようにしましょう。声を掛けるのは誰にでも公平に。たとえば、スタッフが何かしらトラブルを起こし（少し厳しく）指導した際にも、その後でフォローの声を掛ければ、「師長さんは、あれだけ怒ったのに、ちゃんと声を掛けているね」と他のスタッフは公平性を感じることでしょう。

特定のスタッフと食事にいく、特定のスタッフと私的なメールや SNS を交わすなどは、公平性の対極にあり、看護管理者は慎むべきだと考えます。

筆者が管理者のときは、毎日すべてのスタッフに一声掛けるようにしていました。また、全員を苗字で呼び、特定のスタッフにだけ親しいと思われないように配慮しました。

もちろん、看護スタッフだけではなく、助手、クラーク、医師や他のメディカルスタッフに対しても公平であることが求められます。

③辞めるスタッフに温かい目線を注ぐ

筆者が管理者になったときに、上司から「辞めていくスタッフには、最後にきちんと感謝の気持ちを伝えなさい」と言われました。例えそのスタッフとぎくしゃくしていても「今までいろいろと協力してくれてありがとう。また、機会があったら一緒に働きましょうね」などと感謝の気持ちを伝えるのです。

　師長が休みの日や、夜勤の日が勤務の最終日になることがないように、「どんなスタッフでも、決して逃げるように辞めていくことがないように」と釘を刺されました。

　退職に際してゴタゴタが起きたり、他のスタッフに迷惑を掛け、それが原因で辞めることになったとしても、良い看護を提供した看護師の1人であることは事実です。いままで一緒に働いていた仲間として、温かい目線で送り出すのが管理者の務めではないでしょうか。

　スタッフ一人ひとりの働きがあって、看護が行えて部署は運営されています。どのようなスタッフにも感謝の気持ちを表すことが大切なのです。公平性について前述しましたが、これも公平性の1つなのだと思います。

④中途採用入職者を温かく迎える

　中途採用者が気持ちよく働けるか否かは、スタッフ定着の象徴的なバロメーターになると思っています。

　中途採用の人は、異なった環境で多くの看護経験を積んだ人であり、迎えるスタッフが知らないことを知っているかもしれません。スタッフの一人ひとりが中途採用者に敬意を払い「今度来る人の力を借りよう」と思い、「新しくチームに加わってくれてありがとう」「一緒に頑張ろうね」という気持ちで接することが大切です。具体的なフォローの仕方については後述しますが、そうした雰囲気をつくるのが看護管理者の重要な役割だと考えています。

　逆に、中途採用者の経験を尊重せず、「うちの病院のやり方に一日も早く慣れてほしい」というプレッシャーが強かったり、「慣れるまでは何も言わないでほしい」という態度で接したりすると、一緒に働くことに壁ができてしまいます。

⑤スタッフを信じて「委譲」する

　看護管理者はスタッフを通して「看護」を患者さんに提供していきます。どこまで、スタッフを信じることができるのかは、管理者としての責務を果たせ

るかどうかの指標の1つとなります。

　管理業務に関しても、委譲が必要なときもあります。例えば、自分の体調が悪いときに、副師長や主任に「あなたがいるから、安心して休める」として任すことも大切です。体調が悪いときだけではありません。委譲ができるから、子どもの入学式や卒業式にも安心して行くことができます。管理者がプライベートと仕事をバランスよく過ごせることも良い職場風土の証と言えます。

　もちろん、委譲する場合は、委譲した側である管理者が責任を負う覚悟をもつことも必要です。責任ある業務であるほどに、その程度は大きくなるでしょう。

　委譲された人は、自分のスキルを認めてくれていると感じ、うれしいものなのです。「委譲できる」管理者のいる部署では、スタッフとの相互信頼関係も生まれやすくなります。

⑥自分のメンタルコントロールができる

　看護管理者の仕事には部署運営における責任が伴います。メンタル面でさまざまなプレッシャーを受け、それがストレスとなり、時には不安や恐れを感じることもあるでしょう。

　そのような状況下でも、管理者は自分のメンタルの状態を客観視できなければなりません。「感情」が先走り、冷静な思考や行動ができなくなるメンタルの乱れを、自分自身でコントロールすることが求められるのです。苦しいときほど笑顔を見せ、厳しい状況下でもポジティブに物事を捉え、時には失敗をも恐れない大胆さを持つことが大切です。

　しかし、看護管理者も人の子です。気持ちに浮き沈みもあるでしょう。これ以上コントロールできないと思えたとき、一人で抱え込まない勇気も必要です。例えば、看護部長などの上司に相談したり、副師長や主任などに、今の自分のメンタルの状態を告げたり、場合によっては、前述の「委譲」をしたりしていきましょう。

⑦「余力」を残して仕事をする

　看護管理者は毎日、患者対応・スタッフ対応やさまざまな会議出席・データ入力等息つく時間もないくらいに多忙です。しかしそのなかにあっても、余力を残して仕事を組み立てることが求められます。例えば、スタッフが「師長さん、今いいですか？」と相談を持ちかけたときに、「ちょっと忙しいから」と応じないとしたら、スタッフはどのように思うでしょうか。また、コミュニケーションが深められる貴重なチャンスも逸してしまいます。

　自分自身の仕事、スタッフの管理業務、突発的な事態に対応できる余力をバランス良く配置し、毎日の業務に当たりましょう。スタッフは管理者の動きに敏感です。「師長さん、いつも会議ばかりで病棟にいないよね」などと言われないようにしたいものです。スタッフが持ちかける相談のなかには、仕事を続けることについてのSOSが見え隠れすることもあるはずです。そんなときに的確なコミュニケーションがとれることは、看護管理者の極めて重要な役割の一つです。

⑧看護職の一員であるとの意識を持つ

　管理者であると同時に、看護師であるということを大事にしてほしいと思います。筆者が勤務していた病棟では、平日は1日の稼働が入院5人、退院6人、手術5人、病床稼働率93%という状況でした。毎日が猫の手も借りたいほどの忙しさです。筆者は猫の手よりは少しはましかなと思い、スタッフには患者さんに集中してほしいと思い、少しの時間を見つけて（管理業務の時間調整をして）助手さんと一緒にベッド作りをしたことがあります。

　看護管理者として、それが適切な業務であるかどうかは別にして、師長だから管理の仕事以外はしないと杓子定規に考えるのは、スタッフとの距離感を拡げてしまうのではないでしょうか。看護管理者も病棟の一員であり、看護の実践者です。忙しいときは「一緒に頑張る」という気持ちと実践が大切だと考えます。

⑨「看護」の理想を共有する

　看護管理者なら、自部署で実現したい「看護」を胸に抱いていることでしょう。現在のスタッフ、新卒や中途採用などの新規入職者の双方に、「自分が求める看護の理想＝病棟の看護目標」を繰り返し言葉で伝えていきましょう。

　看護師は誰でも、「患者さんに良くなってほしい」「早く退院してもらいたい」「患者さんに不利益がないようにしたい」などと思っているはずです。ですから、看護管理者の「看護に対する思い」は共感をもって伝わり、部署内でめざす「看護」が共有できるのです。それは、管理者とスタッフが共に取り組む目標であり、部署に「働きがい」をもたらします。

　そのようにして、仕事に関する根本のところが共有できていれば、忙しいときや緊急事態にも、スタッフには看護管理者がどこを向いているのか、どのような看護を実践しているか垣間見ることができます。

⑩患者にもスタッフにも積極的に声を掛ける

　筆者が看護管理者のとき、毎日病棟をラウンドをして患者さん一人ひとりに声を掛けていました。早めに出勤して病室を回ると、朝食の時間だったりします。「おはようございます」とすべての病室を回り、夜勤者がいれば「お疲れさま」と声を掛けます。日勤者がいる夕方にも回りました。患者さんと話している日勤者がいれば、患者さんとどのように話しているのか、どのような看護を実践しているか垣間見ることができます。

　もちろん、患者さん一人ひとりの様子もつかめます。看護スタッフから患者に関する相談があったときやナースステーションでスタッフ同士が患者さんの相談をしている時にも、「ああ、あの患者さんね」とすぐに応えられますし、「あの患者さんは、こんなこと言っていましたよ」とスタッフの輪に自然に入り、スタッフが知らない角度から助言することもできます。

　一度ラウンドすると、患者、スタッフの生きた情報が実にたくさん集められ、ハード、ソフト両面で、今足りないものが分かります。

　ラウンドに加えて、退院する患者さんには、「今日は退院ですね」と必ず挨拶にいきます。担当看護師がいないときには、そのときに語られた患者さんの感謝の言葉などを、後日担当者に伝えることができます。自分が不在の場合には、「今日は師長がお休みなので、私が挨拶に来ました」と副師長や主任に挨拶をしてもらいました。患者さんからの生の声ほど、看護師にとって嬉しいものはありません。

　看護管理者の患者さんとのコミュニケーションは、一見、スタッフの定着には関係がないように見えるかもしれません。しかし、患者さんを大切にする姿をスタッフが目の当たりにすることは、看護管理者の看護の姿勢をスタッフの目に印象的に焼き付けることにつながり、看護管理者も一緒に看護を実践していることが実感できます。また、書面やデータでは分からない患者情報の共有や、ラウンド中に交わすスタッフとのコミュニケーションなど、看護現場での協働者としての関係を深めることができます。

看護は楽しくわくわくする仕事

　看護管理者当時、採用する際にこんな言葉で誘いました。
「私と一緒に働くと楽しいよ」
　そして、
「私とわくわくするような仕事をしてみない」
　それは、決して絵空事ではありません。管理者になる前に「看護ってこんなに奥が深いんだ」と感じ、その気持ちを携えて管理者になりました。同様に、看護管理者になっている人には、看護の仕事の奥深さや楽しさを感じた方がほとんどだと思います。

　ところが、看護管理者になったとたん、仕事の多様さに、管理の難しさ、責任の重さから、看護の深さや楽しさをつい忘れがちになっているのかもしれません。何か職場がうまく回っていないなと感じている看護管理者の方は、ぜひ、管理者になる前の気持ちを思いだしていただきたいと思います。看護管理

者が楽しくしていることが、元気な職場には何よりも大切です。

　ここまでに紹介した10のポイントをよく吟味し、もし、まだ実現できていないものがあれば、取り組めるところから挑戦してみていただきたいと思います。もちろん、これ以外にも、スタッフが定着する職場づくりのポイントもあるでしょうし、職場ごとのポイントの力の入れ方も変わることでしょう。どうか、「明日もここで働きたい」とスタッフの誰もが思える風土に、職場を染め上げていただければ幸いです。

② 職員の満足度の高い院内研修 をつくるには

京都大学大学院医学系研究科 先端看護科学コース
先端中核看護科学講座 生活習慣病看護学分野

内藤知佐子

「この病院ならば」という安心感

　新卒の方が病院を選ぶ際の条件として、院内研修が充実していることがよく挙げられます。優先順位は高いのですが、これが一番というわけではなく、実は、最も優先されるのが人間関係や福利厚生です。

　人間関係をどのあたりで見ているかというと、インターンシップで実際の現場の雰囲気を感じているようです。もうひとつは、実習です。実習で新人と指導者のやりとりなどの様子を見て、「大事に育てられている」と感じられる職場は、学生にとって魅力的に映ります。もちろん、自分たち学生に対しても手厚い指導があると、「この病院ならば安心して働くことができる」と就職につながることがあります。新卒の採用に関しては、研修の内容もそうですが、どのように接するか・指導するかが大きな影響力を及ぼします。実習、研修は大事ですが、そこに安心感があるかがキーワードと言ってもよいかもしれません。

　労働力不足が社会の深刻な問題となっていますが、医療業界も同様です。看護師を確保するため、最近では、病院も学生の採用のため就職説明会に相当なコストをかけています。企業が主催の合同説明会ですと、ブースを出すのにも相当な金額がかかります。あるいは、確実に人材を確保するために人材派遣会社に依頼するケースも少なくありませんが、紹介料は想定年収の20%が相場といわれるように、こちらも多大な費用がかかります。現在、人材の確保というのは、金銭的にも時間的にも非常にコストがかかるものだと言えるでしょう。

　しかし一方で、マグネットホスピタルという言葉があるように、魅力的な職場づくりができている病院には、多くの方が応募していきます。そのときに、どうアピールするかというと、その手段の1つが実習です。ただ、このコロナ禍で実習の開催が難しくなっており、同様にインターンシップでのアピールも困難な状況が続いています。こうしたなかで、どう学生にアピールするが課題

の1つとなっています。

インターンシップ、実習で心がけたいこと

　筆者が研修センターに在籍していた当時、学生たちが見学でまわってきたときに、研修センターの紹介をするだけでなく、時間の許す限り "体験" をしてもらうことを重視していました。その際のポイントが、「かっこいい自分」を感じてもらうことです。研修センターは、実際に病院に在籍している現役の看護師に対してさまざまな研修を行う部署でしたので、学生にもいろいろな体験をしてもらうようにしていました。具体的には、難易度としては決して易しいものではありませんが、気管挿管のトレーニングを一緒にしたり、模擬病室で蘇生活動などレスキューの一連の流れを体験してもらうといったものです。「この病院に就職したら、こんなすごいことを学べる」というイメージをもってもらうことを大切にしていました。同時に、詳細に説明することを心がけ、「ここなら手厚い指導をしてもらえる」という安心感も覚えてもらうようにしていました。この病院で働く自分がイメージでき、かつ先にも述べたとおり安心感というのが重要となります。

　以前の職場で看護教員をしているときにこんな体験もしました。当時、新潟労災病院と、もう1つの病院で実習を受け入れてもらっていたのですが、双方は、見事に相反する実習スタイルでした。新潟労災病院は、学生に対してウェルカムという温かい雰囲気で、非常に手厚い指導をしてくれました。学生は緊張していますから初めての現場での実習に大きなストレスを感じ1人で病棟に上がるのも難しいといった状態で、実習指導者の後をついて回るのが精一杯といってもよいくらいですが、新潟労災病院では自分1人で病棟に上がるのは当たり前で、受付にくる患者さんの対応までさせてくれたりと本当にのびのびと実習をさせてくれました。もう一方の病院は、昔ながらの厳しい指導。結果なにが起こったかというと、ほとんどの学生が新潟労災病院に就職をしました。この病院では、実習中、学生が希望することに可能な限り体験できるようにし

てくれたり、看護師が積極的に学生に声をかけたりといったことをしてくれていました。良い意味でいろいろな場面に学生を連れ回してくれ、術後の患者さんの移動にも「ちょっと手を貸して」と体験させてくれたり、教員としても非常にありがたく感じるような関わりをしてくれました。

　朝の申し送りも、2つの病院ではまったく異なり、通常、実習では申し送りを聞くだけで精一杯ですが、新潟労災病院では、学生にマンツーマンについてくれ、「今日、私が受け持つ患者さんはこんな人で、この点が観察ポイントなので、一緒に見ましょうね」とブリーフィングを行ってくれました。事前に説明を受けているため、看護師について回って観察したときに、学生は、看護師がなぜこの患者さんにこのようなことを尋ねているのかが理解できるわけです。行動の意味がわかるというのは、大きな学習成果です。また、その後はデブリーフィング（振り返り）まで実施してくれ、「ここがポイントとなるため観察したが、このような状態だったので、こう対応を変えた」と行動の意味まで説明してくれました。学生は、学んだ知識と観察した行動の意味がつながっていくのが楽しく、本当に目をきらきらさせて楽しそうに実習に参加していました。

　新人の採用に関しては、就職する前は実際に研修を受けるわけではありませんが、院内教育が充実していることは学生にとって魅力の1つになりますので、病院の“売り”になるといってよいでしょう。しかし、なによりも、学生に対しては実習がアプローチの大きな機会となります。学びに満足感を覚えてもらえるような機会とすること、また、安心して参加でき、手厚い指導をしてもらえると感じてもらうこと、このような実習を行うことができれば、新人採用の入り口として非常に大きな効果があると言えます。現在、コロナ禍で実習の受け入れは難しい状況ではありますが、学生と接する場面が皆無であるわけではありません。「丁寧に」「手厚く」「安心できる」を念頭に関わることは、採用に大きな影響をおよぼすと考えます。

職員が研修に求めるものは人それぞれ

　入職してからの院内研修が、職員の定着につながるか——ここは一概に言えないところです。というのも院内研修に何を求めているかは、看護師個々で異なるためです。その差違は、キャリアの志向がもたらすものであり、志向は主に6つに分類することができます（表1）。

　キャリア志向は、中途採用の方と、一般にいわゆるプロパーと呼ばれる1つの病院でずっと働いてきた方とで異なる傾向が見られます。差が大きいのが「自由と自律」志向で、中途採用の方が高く、縛られることを嫌う傾向があることがわかります。また、「専門的・職能別能力」の志向も中途採用の方が高

表1 6つのキャリアの志向

「奉仕・社会貢献」志向	「誰かの役に立つことで、自分を生かすこと」「自分がつらい立場にあった時でも患者さんの世話を放棄することはなかった」など
「保障・安定」志向	「雇用の安定・十分な給与・整った退職制度を通じて保障を与えてくれる雇用者の下で働くこと」「長期にわたり安定を保障してくれる組織で働くこと」など
「自由と自律」志向	「組織のルールに制約されることなく自分のやり方で仕事を進めること」「組織の制約を受けないキャリアを形成していくこと」など
「専門的・職能別能力」志向	「看護の特定分野において自分のキャリアを築き上げること」「キャリアの終わりまで自分の専門分野を深めつつやりがいのある機会を最大化すること」など
「全般管理能力」志向	「看護スタッフを監督し、動かしリード統制すること」「看護部の組織全体を取り仕切ること」など
「創造性と起業家精神」志向	「完全に自分の着想により何かを作り、築き上げること」「常に自由で事業を興し築き上げることが可能になるようなアイデアを探している」など

出典：坂口桃子. 看護職のキャリア・ディベロップメントに関する実証的研究——キャリア志向のタイプと形成時期. 日本看護管理学会誌. 3（2）, 1999, 52-9. を参考に著者作成

く、キャリアアップを求めて転職する人が多いことが伺えます。[1] なお、この傾向は年代によっても変わります。20代の中途採用者と継続雇用者を比較すると、「奉仕・社会貢献」は継続看護師が高く、「保障・安定」は中途採用者が高くなります。30代は似たような傾向となり、「専門的・職能別能力」の項目において継続雇用者が若干高くなっています。これが40代になると大きな違いがあり、「奉仕・社会貢献」は中途採用者で高く、継続雇用者では「保障・安定」が最も高くなります。継続雇用者は、退職金などを意識する年代であること、中途採用者は子育ても一段落して、もう一度社会で役割を持ちたいという年代といったことが理由として考えられます。

　このように看護師それぞれの背景、年代によって、研修自体に対するモチベーション、研修に望むものも異なるため、「こんな研修を行えばよい」というのは一概に言えません。1つ言えるとすれば、強制は好ましくなく「自分で選択できる」ことが大切ということです。

　選択制の研修に関して、非常に上手な方法だなと感心したのが兵庫医科大学病院の例です。ラダーに応じて研修を受講し自己研鑽することで、それが給与に反映されるというものです。この研修は強制ではないため受講しないことも選択できますが、ただし、その場合は当然ながら給与への反映はありません。

　ダイバーシティの重要性が叫ばれ価値観が多様化されている現在、「なんのために働くか」という理由もさまざまです。眉をひそめる方もいるかもしれませんが、「お給料のために働いています」という看護師の存在も、1つの働き方として認める必要があるでしょう。ただ、ケアの質を下げるわけにはいきませんから、たとえ研修には参加しないとしても看護に対する熱意を持ち続けてもらい、病棟への愛着も持ってもらえるような職場環境づくりをする必要があるでしょう。

　そしてもう1つ、研修の主催側に知っておいてもらいたいのが、「〜ねばならない」というあるべき論で研修を捉えることの弊害です。図1は、教えることの悪循環を示したものです。

　スタート地点として示された「教育をやらなければならない」。その研修

図1 教えることの悪循環

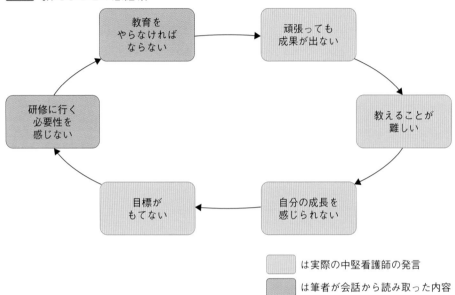

教育を
やらなければ
ならない

頑張っても
成果が出ない

教えることが
難しい

自分の成長を
感じられない

目標が
もてない

研修に行く
必要性を
感じない

は実際の中堅看護師の発言

は筆者が会話から読み取った内容

出典：笠松由利. 中堅看護師の導き方，育て方. ナーシングビジネス. 10（12），2016，15.

は、本当に行わなければならないものなのでしょうか？　これは研修を主催する方、看護部の管理部門の方などに、ぜひ自分に問いかけてほしいところです。
　「自分の病院にはどのような研修が必要なのか」をしっかりと考えないと、意義のある、参加者が満足する研修をつくるのは難しくなります。病院は、それぞれで社会から求められる役割、ニーズが異なります。大学病院には大学病院の、中核病院には中核病院の果たすべき役割があるわけです。それを踏まえて病院の理念があり、さらに看護部の理念があり、そして各病棟の目標へと落とし込まれていきます。この病棟でどんな人材を育てたいか、どんな研修が必要か、それは全員が受ける必要があるのか、そうしたことをあらためて自己点検する必要があるでしょう。まずは、教育をどう行うかというしっかりとした軸を持つことが大切です。やみくもに研修を行っても、人は育ちません。

研修を再構築する

　現在、コロナ禍の影響もあり、現任教育の再構築がさまざまな病院で進められています。新人は実習経験も少なく、院内での集合研修も開催が難しくなっています。このような状況下で、どのように人材を育てていけばいいのでしょうか。さまざまな答えがあるでしょうが、これだけ状況が変化しているなかで、従来通りではうまくいかないことだけは確実です。

　研修を考えるにあたって、ぜひ知っておいてほしいのが「キャロルの時間モデル」（学校学習モデル）[3]です。

図2　キャロルの時間モデル

$$学習成果 = \frac{学習にかけた時間}{理解に必要な時間}$$

　学習成果は、その人が理解に必要とする時間に対して、実際にどれだけ学習に時間を費やしたかの割合で導き出すことができるという考え方です。この分母と分子の時間が変化することで、学習成果は高くなったり低くなったりします。「理解に必要とする時間」は、当然人によって異なります。「学習にかけた時間」は、研修の時間だったり実践の時間だったり、あるいは自己学習・研鑽に費やした時間などです。分母である「理解に必要な時間」が少なくなれば学習成果は高くなりますし、分子である「学習にかけた時間」を増やすことでも同じく学習成果を高めることができます。学習成果とは、成長と言い換えてもいいでしょう。

　では、成長を促すにはどうするかというと、「理解に必要な時間」を減らす――すなわちOJTの再構築です。そして、「学習にかけた時間」を増やすには、院内研修の再構築を行います。

　もう少し詳しく説明しますと、ここでのOJTは、従来のOJTではなく思考発話法を用いたOJTが理想的です。なぜかというと、いま入職してくる新人

は実習経験が少ないため、先輩の行動を見ても、なぜそう行っているかの理由がわからないのです。ですからここは、先輩看護師が注目した理由や考えていることを口に出して話して伝える思考発話法を用いて、しっかりと理解してもらえるようにします。実習経験が少ないため、「見て学ぶ」ための経験が不足しているのを補完するわけです。もう1つ、緊張しているとパフォーマンスは低下してしまうものです。そのため「自分の思ったことを自由に発言しても非難されない」という心理的安全性を担保することを心がけます。

分子に関しては、Off-the-Job Training の見直しです。病棟では、さまざまな課題、宿題が出されると思いますが、アバウトな課題を出しても成長にはつながりにくいものです。具体的な課題を出すようにします。もう1つは、自己学習の時間を増やすにはどうするかというと、モチベーション管理です。これまでの、一日が終わったら疲れて寝てしまうだけの関わりではなく、自ら学びたいと思ってもらえるような関わり方をすることがポイントです。

図3 キャロルの時間モデルと理想的な関わり

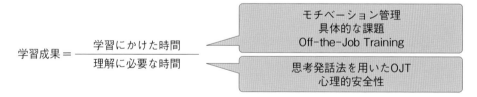

$$学習成果 = \frac{学習にかけた時間}{理解に必要な時間}$$

モチベーション管理
具体的な課題
Off-the-Job Training

思考発話法を用いたOJT
心理的安全性

教育分野で取り入れられているインストラクショナル・デザインの概念に大きな影響を与えた心理学者・ロバート・F・メーガーが示した、「メーガーの3つの質問」という教育に必須の視点を端的に表したものがあります。この3つの質問でチェックすることによって、効果の出る研修となっているかがわかります。

表2 メーガーの3つの質問

> Where am I going?（どこへ行くのか？）
> How do I know when I get there?（たどりついたかをどうやって知るのか？）
> How do I get there?（どうやってそこへ行くのか？）

出典：メージャー，R・F 著．教育目標と最終行動～行動の変化はどのようにして確認されるか．産業行動研究所，1974, 5.

　3つの質問は、それぞれ上から「目標」「評価」「方法」と言い換えることができます。目標はすなわちビジョンであり、参加者にどうなってほしいかというゴールです。そして、研修はやりっぱなしでは効果は半減ですから、ゴールに達せられたかをどうやって評価するかを決めておきます。大事なのは「方法」です。たとえば山登りにはいろいろなルートがあるように、研修のゴールに到達する方法もさまざまなものが考えられます。大切なのは、身につけてほしいと考えている事柄を学べる方法になっているかということです。方法論はしっかりと吟味する必要があります。

　こうした「物差し」も利用しながら、研修を見直してみましょう。このあたりに興味がある方は、筆者が編著者として関わった『ナーシングビジネス2020年秋季増刊　院内研修パーフェクトBOOK』で解説していますので、ぜひご一読下さい。

研修のどこを見直すか

　コロナ禍により従来の研修はできなくなったため、いやも応もなく研修の見直しを迫られている病院は多いと思いますが、せっかくですから、よい機会と前向きに捉えてよりよい研修としたいものです。

　BLS研修を例に取り、どう見直すかを考えてみましょう（**図4**）。さすがに研修を中止という選択はないでしょうから、従来研修を新しい形の研修に置き換えるところからがスタートになります。全員が集合しての中央での研修は難しいため、各病棟単位での開催とします。かつ、複数人での実施とします。こ

図4 研修見直しのフロー図の一例

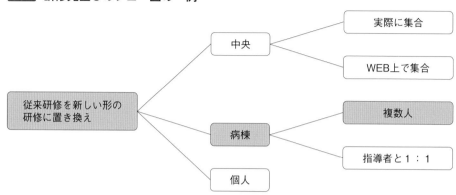

表3 BLS 研修の変化

	従来（中央での研修）	見直し（各病棟での研修）
講師	認定看護師 インストラクター（ACLS、ICLS）	各病棟の指導者
受講者	新人30名、6名/グループ	新人2〜4名/病棟
導入	アイスブレイク（5分）	アイスブレイク（5分）
講義	基礎知識や手順など（30分）	動画撮影し事前学習（30分）
シミュレーション	胸骨圧迫・BVM マスク換気・AED （40分）	胸骨圧迫・BVM マスク換気・AED （40分）
振り返り・まとめ	グループ毎（10分） 全体発表（10分） アンケート（5分）	全体発表（10分） アンケート（5分）
合計時間	100分	60分（事前学習を除く）

のようにフロー図を用いると、研修の形をどう見直すべきかがわかりやすくなります。

また、従来研修と新しい形での研修とで、なにがどの程度変わるかを**表3**に示しました（あくまでも一例です）。

従来は100分の時間を要していたのが、見直すことで60分に短縮できたこ

とがわかります。個人的にはもう少し短縮して、50分で終えることができるのではないかと思います。主催する側にとっても参加する側にとっても、時間の短縮は大きなメリットとなります。魅力的な研修とする重要な要素の1つは、コンパクトにすることです。従来の研修を漫然と続けずに、この点も見直していただきたいと思います。

　個人的には、勤務後に開催する研修は30分程度に収めるのが理想ではないかと考えています。そのために必要なのが、集まったときにはなにを学び、個人ではなにを学ぶかをしっかりと切り分けておくことです。いわゆる反転学習（事前に予習してから講義に臨んでもらい、講義は予習内容に基づいて行う）です。先述のBLS研修の例も、一部に反転学習を取り入れています（動画撮影し事前学習の部分）。時間短縮の効果はもちろんのこと、研修は参加者のスタートラインを揃えることが大事です。ただ学習能力は個人差がありますから、1回聞いて理解できる人もいれば、数回必要な人もいます。現在の教育では、「1人でできることは、1人の時間を確保する」という考え方があります。これを集まって皆で学んだり、あるいは、指導者が付き添って教えることで効率が悪くなったり、指導される側にストレスが溜まるというデメリットが生じます。理解のスピードが遅い場合、指導者がいると「まだ、そこまでしか進んでいないの」などと見張られているような構図が生じる可能性もあり、萎縮してしまいます。そのため、1人でできることは、1人で必要なだけ時間をかけて学んでもらうことが、効率もよいし、理解のスタートラインを揃えることにもつながるのです。

　研修の主催側には、この機会に「今までの研修を続けるか」と自問してほしいと思います。もし、続けるのであれば、さらに「なぜ」と自分に問うてみてください。なぜの意義がはっきりしないのであれば、その研修を続けるメリットは少ないと思います。なぜやるのかが明確になっていない研修では、参加者もモチベーションがあがりません。

　また、今は働き方改革もあって、時間外の研修は組みづらい状況です。院内研修だけではなく、自己研鑽を促すような環境をつくることも研修担当者、管

理者には求められているといえるでしょう。

　ここまで読まれて、「研修担当は私1人しかいないし、とても研修の見直しなんてできない…」と思われた方もいるかもしれません。その考えは正しいです。研修担当を、現場を持ちながら兼務でこなすのは至難の業です。それでは前年の内容を踏襲するのが精一杯でしょう。ただ、研修内容をステップアップさせたい気持ちがあるのならば、周囲に声をかけて教育や研修に興味をもつ人を、協力者として引き込むという方法もあります。ただ、病院によっては縦割りで、指示系統がはっきりしているのを好むところもあります。場合によっては、なぜうちのスタッフを勝手に使っているんだと思いもよらないクレームがくることもあります。そうしたトラブルを避けるためにも、たとえばプロジェクトチームという形を立ち上げて、事前に根回しをしておくことをお勧めします。

組織のあり方も考えてみよう

　看護は、個人ではなくチームで行うものですから、組織のあり方——組織風土は日々の業務に大きな影響を与えます。そしてこれは、研修の効果にも関係してきます。なにかしらの結果を目標に行うのが研修ですから、成果が出なければ誰かのせいにしたくなったり、積極的に開催しようという気持ちにもならなくなってしまうでしょう。こうしたことは、組織が「バッドサイクル」に陥っていることから生じているのかもしれません。組織の循環モデルには、「グッドサイクル」と「バッドサイクル」がある——マサチューセッツ工科大学のダニエル・キム教授はこう唱えます。看護師はアウトカムが求められるため、結果にこだわる傾向があります。しかし結果だけを求めると、かえってなかなか目標が達成できない。これがキム教授の提唱する「組織の循環モデル」（図5）です。

　誰しも身に覚えがあると思いますが、結果が出ないと相手を責めたくなるものです。責められる方は面白くないですから、責められない・叱られないよう

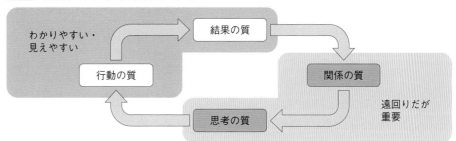

図5　組織における成功循環モデル

わかりやすい・見えやすい

結果の質

行動の質

関係の質

思考の質

遠回りだが重要

バッドサイクル
①結果の質：成果が上がらない
②関係の質：対立、押しつけ、命令
③思考の質：面白くない、受け身で聞くだけ
④行動の質：自発的・積極的に行動しない
⑤結果の質：さらに成果が上がらない

グッドサイクル
①関係の質：お互いに尊重し、一緒に考える
②思考の質：気づきがある、面白い
③行動の質：自分で考え、自発的に行動する
④結果の質：成果が得られる
⑤関係の質：信頼関係が高まる

にという思考になり、行動もそのようになってきます。結果の質を求めてしまうと、こうした悪循環に陥ってしまうため、キム教授は、遠回りですが重要な「関係の質」高めるところから始めることを推奨します。お互いに尊重し、何でも言い合える文化を作る。若手も意見を出すようになり、そうした意見を取り入れることで思考も豊かになってきます。自分で考え、自発的に行動するようになり「行動の質」が向上し、それによって「結果の質」が高まります。そうするとさらに信頼関係は高まり、「関係の質」がさらに向上するというグッドサイクルに入ることができます。

　一見すると遠回りに見えますが、なかなか思うような結果が得られないときは、視点を変えて、自部署の人間関係を見直すのもよい結果につながると思います。研修でもいつも受け身の姿勢、自分の意見を言わない──管理者として、そんな不満を覚えているとしたら、そうした職場を作っているのはもしかしたら自分かもしれません。管理者の方には、常日頃、スタッフの人間関係をみることを大事にしてほしいと思います。さまざまなことを改善する出発点

は、職員同士の関係の質にあると思います。参加者が満足し、成長につながるような研修を開催しようと思ったら、まずはそこから見直してみることがよい結果につながるのではないでしょうか。

📖 引用・参考文献 ………………………………………………………………………………………

1) 宇野福美ほか. 中途採用看護師のキャリア志向の特徴：継続就業している看護師との比較. 島根大学医学部紀要. Vol40, 2017, 7-16.
2) 笠松由利. 中堅看護師の導き方, 育て方. ナーシングビジネス. 10 (12), 2016, 15-20.
3) Carroll, J. B. A Model of School Learning. Teachers College Record, 64, 1963, 723-733.

「辞めたい」と思わせない、同僚・上司による適切なフォロー

国際医療福祉大学大学院研究生（医療福祉学研究科　保健医療学専攻
看護学分野　看護管理・政策学領域　博士課程満期修了）／
元私立大学病院看護師長（現看護系大学教員：成人看護学　講師）
森田夏代

　スタッフが定着する職場には、管理者とスタッフやスタッフ間で円滑なコミュニケーションが通っているという傾向があります。「辞めたい」と思うような要因をつくることがないような、または、辞める決断に至らないようなコミュニケーションのあり方を考えていきましょう。

　まずは、新卒者と中途採用者の迎え方とフォローの仕方の違いを整理してみます（**表1**）。

新卒者の迎え方とフォローの仕方

　新卒者の真っ白なキャンバスに絵を描く手伝いを迎える側（配属先部署や病棟）が行います。どのような支援ができるのか、それは新卒者への教育が大きく影響します。そうした教育の手順や内容を考え実践することは、自分たちの部署の「看護」を見直す機会となるはずです。

　看護師国家試験に合格したばかりの新卒者は一般的に理想に燃えて職場に入ってきます。その理想に耳を傾けましょう。ただ、理想がすぐに果たせるわけではありません。例えば、実習のときには患者1人の受け持ちでよかったものが、職場に入ると複数の患者を担当します。当然、実習よりもゆっくり患者に向き合うことができなくなるわけで、患者も実習の時のように「ありがとう」とは簡単には言ってくれなくなるでしょう。覚えることが多く、「看護よりも業務をやらされている」という感覚になるでしょう。

　副師長や主任などに、新卒者が休憩時間にどのように過ごしているのかを聞いてみましょう。1人で食事をしている、話の輪に加わらずにスマホをいじっている、休憩室の座り位置はどうかなど、具体的な情景を尋ねます。

表1 新卒者と中途採用者のフォローの仕方の違い

	採用の意義	ポイント1	ポイント2（両者に共通）	ポイント3
新卒者	教育方法などの検討を通じ、自部署の「看護」が見直せる	各人の「看護の理想」に耳を傾ける	休憩時間などに、なじめているかを観察し、必要に応じて声を掛ける	肩の凝らない面接を定期的に行う
中途採用者	経験者としての知識やスキルを尊重し、自部署に生かす	即戦力として求めすぎない	器具などの不慣れに配慮した声かけを行う	日常生活上の世話などは、ある程度自由にケアを行ってもらう

　新卒者にとって、休憩室の椅子に座ることは勇気がいることです。休憩室ではなんとなく席が決まっていることもあり、なかなか座れません。そんなときは、「ここに座っていいよ。となり空いているよ」と先輩が声を掛ければよいのですが、座れずに立ったままの新卒者が目撃されることもあります。

　会話をしながら、先輩たちと一緒に食事ができるならひとまず安心なのですが、気になったことがあったら、「今日は、どう？」「今日、困ったことはなんだった？」などと看護管理者が直接声を掛けてみるのもよいでしょう。日常業務で近くにいるプリセプターや先輩には話しづらいことがあるかもしれません。「私に手伝えることは何かない？」という聞き方も新卒者にはうれしいことでしょう。

　看護管理者の定期的な面接も、新卒者の定着には効果があります。働き方の様子を見ながら、1週間、2週間、1カ月目に面接を行います。この面接は、目標管理の面接ではありません。何気ないコミュニケーションの延長線程度の位置づけで構わず、新卒者が話をする場を提供します。

　例えば、「1週間経ったけど、どう？　どんな様子か教えてくれない」と投げかけてみましょう。本人は、「大丈夫です」というかもしれません。ただ、ノンバーバル（非言語的）な表現を見逃さず、「ご飯食べられてる？」「先輩に聞

けないと思ったことはない？」など、本人が胸の内を吐き出すことができる環境をつくってきましょう。

　プリセプター、先輩、そして主任には言えないことを持っている新卒者も少なくありません。特に新卒者教育に関しては、部下に任せきりにせず、師長がたとえ5分間でも直接聞くことが重要です。

中途採用者の迎え方とフォローの仕方

　中途採用者を迎える際には、前述しましたが「経験者として尊重すること」が何よりも求められます。その知識やスキルを排除せずに自組織に生かすことで、看護に厚みが増すものだと考えます。とはいえ、新しい職場では慣れないことも多く、即戦力として求めすぎると早期離職の原因となります。こんな声を私は聞きました。

「やれば慣れるからと言われた」

「初日から受け持ちがついていて、オリエンテーションがなかった」

「オリエンテーションや教育期間がまるでなかった」

　看護師経験5年で始めて転職した看護師は、入職1カ月目の面接でこう言いました。

「前の職場と注射器のメーカーが違っていて、注射針の使い方が分からなく、頭が真っ白になってしまった」

　職場が変わるということは、こういうことなのです。そして、その人は「何回も行ってきた静脈注射が、注射器を使えないだけ注射針のメーカーが違うだけで、すべてを否定された気持ちになった」と続けました。

　注射器や注射針だけではないでしょう。さまざまな医療器具を使うとき、「このメーカーの材料は使ったことがありますか？」と聞いたり、「使い方が分からなければ聞いてください」と一言添えれば、どれだけ気持ちが楽になることでしょう。

　そのうえで、経験を活かしてもらいましょう。そのためには、自分たちの流

儀・お作法に固執しないことも必要です。例えば、清潔ケアなどの日常生活上のケアは、組織の看護手順を細かく説明し、手順通りに行う必要はないはずです。「物品はこれで、片づける時はこのようにしてください。片づける場所は〇〇です」などと言うだけで、「後は〇〇さんの経験を活かして、患者さんに適した方法で援助してください。私が知らない良い方法があるかもしれないので、教えてくださいね。困ったことがあったらお手伝いしますので、声をかけてください（もしくは、お任せしますね）」と経験を活かせるような言葉をかけるのが正解ではないでしょうか。そうすることで、中途採用者は自身の経験が活かされた・役に立っていると実感することができます。

　もうひとつ経験を活かすという例があります。中途採用者はなかなか「仲間になった」という実感を持ちにくく「転職して3年経つけれど、まだまだ自分の意見を言う立場ではない」と話す人もいます。自分が役に立っていると実感できるように、日々のカンファレンス等の時に発言のチャンスを作りましょう。例えば「内服のインシデント防止で、〇〇さんは高齢者看護の経験があるから、その時はどうしていた？手順はどこが違うと思う？」「明日の検査は、外科病棟だとあまり行わない検査だから……〇〇さんは内科でこの検査経験あるって言っていたから、検査後の観察ポイントを教えてください」など具体的に発言のチャンスを作りましょう。そして、発言の後は他の看護師が「勉強になるね」「また、教えてね」と感謝の気持ちを伝えることで「一緒に働いている」「必要とされている」と実感することができるのです。

フォーマルな場での柔らかいコミュニケーション

　一緒に働いているスタッフたちのコミュニケーションがぎくしゃくしたものであったら、それを円滑にするのも管理者の役割の1つでしょう。その1つの方法を紹介します。

　筆者が看護管理者時代、朝礼で、毎日1人ずつスピーチしてもらったことがあります。といっても、気の利いたことを求めるのではなく、スタッフの相互

理解、自分のことを知ってもらうためのスピーチです。例えば、「二日酔いで、ちょっとつらいです」「今日はデートがあるので、定時で上がれるように頑張ります」「体調がちょっと良くないので、今日はサポートに入れないです」といった具合です。

　最近の関心事を述べれば、「あの人、そんなこと考えているんだ」と理解が進みます。仕事以外の側面も見えてきて、コミュニケーションのきっかけになることもあります。人前で話し慣れていない人は、トレーニングになりますし、話すことが好きな人は、発散の場になります。

　ポイントは、あくまでもフォーマルな場であるという点です。フォーマルな場で柔らかいコミュニケーションの場をつくるということです。

　柔らかいコミュニケーションといえば、SNSが花盛りです。ただ、「仕事」という視点から考えると、SNSには偏ったコミュニティーができるという欠点があります。公私の境目が曖昧になるという問題点も抱えています。

　部署内スタッフのSNSグループに入っているという看護管理者もいるようですが、私が管理者のときは、「私的なグループには入らない」と決めていました。あるグループに所属するということは、管理者にとって極めて重要な公平性が担保できないという理由によります。

モチベーションが低下しているスタッフへの関わり方

　モチベーションの低下は、「辞める前兆」の可能性があります。モチベーションが低下しているスタッフを発見し、支援をすることは、管理者の大きな役割です。

　モチベーションが下がっているスタッフの情報が主任などから入った場合、あるいは「ちょっと表情が変、最近、あまりみんなと話をしていないな」と感じた場合は、そのスタッフの様子を確認するとともに、管理者自身が直接話したほうが良いかどうかを考えます。管理者よりも心を開いて話せる相手がいる場合もあるでしょうし、「管理者に話してしまったら辞めるしかない」と思い

込んでいる人がいるかもしれません。

　主任、仲の良いスタッフ、新卒者の場合はプリセプターなどで、話しやすそうな人に、「ちょっと聞いてみて」と任せるほうが良い場合も少なくありません。これも、前述した「委譲」の一つであり、管理者がすべて抱え込むのが得策とはいえないのです。

　モチベーションが低下しているスタッフへの関わり方のもう一つのポイントは、いうまでもなく、「低下の理由」を知ることです。仕事に関することか、プライベートなことか、職場の人間関係のことかで対応方法が変わります。

　少しまとまった休みとることが解決につながることもあるでしょう。仕事のことであれば、どのような働き方をしたいのかを尋ねることで、手当ての糸口がわかるかもしれません。人間関係であれば、互いの話を聞くことが必須です。相手に伝えて良いかどうかの確認をとったうえで、相手にもアプローチします。いずれにしろ、話を丁寧に聴くことが肝要です。

給与、勤務体系など、管理者が直接影響を及ぼせない部分でスタッフの不満が分かったり、相談を受けたときの対処法

　まず言えるのは、「私に言われてもしょうがないので、我慢してよ」などと対応するのは論外ということです。看護管理者が直接影響を及ぼせないことであっても、スタッフの働き方に大きな影響を与えるのであれば、管理者は、スタッフの仕事に対する不平・不満に耳を澄ませるとともに、見て見ぬ振りをせず、積極的に相談に乗る必要があるでしょう。

　とはいえ、管理者一人の力では解決できるものではありません。スタッフの言い分になるほどなと思うことがあれば、看護管理業務の範囲で、それを裏付けるデータを収集しましょう。例えば、入退院の動向、残業時間の推移など客観的データを集計するのです。このデータは、看護部長、診療部長、病棟医長などと掛け合うための説得材料となります。そして、相談を持ちかけてきたスタッフには次のように言います。

「上と掛け合うためにデータを集めるから、もう少し頑張って」

　場合によっては、データ収集を手伝ってもらってもよいでしょう。

　大切なのは、関係部署や上司に掛け合っている（掛け合う予定である）ことをしっかりと示すことです。同時に、掛け合いを成功させるためのデータをしっかりと収集・整理していきましょう。

コロナ禍でのコミュニケーションのあり方

　新型コロナウイルス感染症の患者の受け入れは、まさに、災害時医療です。感染症患者を受け入れていなくても、自分たちや患者への感染リスク、および、帰宅後の家族への感染リスクにも細心の注意を払う必要があり、準災害時医療と呼べるかもしれません。いずれにしても、今まで経験したことのない緊急事態が続いています。

　緊急時には、刻々と変化する状況を迅速に把握し、的確な判断と行動につなげていくことが求められます。緊急時のコミュニケーションは、まずは変化する状況を的確に把握し、迅速な判断を下すために行われます。

　なかでも、迅速さは重要です。平常時なら全員が納得するまで議論を繰り返すことも大切でしたが、緊急時には、「いつまでに結論を出そう」「〇日間、やってみて駄目だったら、別の方法をとろう」などスピード感が必要となります。

　看護管理者は、現場の現状やニーズを迅速に看護部長や施設の意思決定機関に上げるとともに、必要に応じ、平常時に行っていたボトムアップを一時的に封印し、強いリーダーシップの下にトップダウンで判断を行うことを決断する必要性も出てきます。

　院内のコミュニケーションルートについては、現場から誰でも対策室に直接電話ができるなどのショートカットルートを設定するなどの対応も必要でしょう。

　並行して、精神的なダメージを軽減できるような振り返りや発散などのフォーマルな場をつくっておくことも、看護管理者には求められます。

　緊張の連続で気を休める時間がなかったこと、不足する物資のなかでの究極

の看護、患者にきちんとしたケアができなかったことへの後悔、緊張下のチーム内の足並みの乱れ、命の選別や看取りなど、誰かに話し、痛みを共有し、時には大声で泣くことで癒やされることがあります。

　リエゾンナース（精神看護専門看護師）を配置する、デブリーフィング（心理的デブリーフィング）の手法を参考にするなどして、スタッフ同士が癒やし合うコミュニケーションの場を、緊急時には速やかに設置していきましょう。なお、デブリーフィングは、PTSD を予防するための急性期介入の方法として広まりましたが、方法を誤ると PTSD を悪化させる恐れがあるという報告もあります。

看護管理者という仕事の魅力

　筆者が看護管理者になりたての頃は、確かにつらいことが多かったように記憶しています。しかし、ほどなくして、そのポジションのやり甲斐に気づいていきました。もちろん、看護管理者は部署の責任をとる必要があるのですが、その代わりに、自分の意思を部署の運営や職場風土づくりに反映させることができるという醍醐味は素晴らしく、看護管理者のつらさを凌駕するものがありました。

　スタッフとのコミュニケーションに気を配り、関係性がしだいにできてくると、看護管理者の仕事は、面白くてたまらなくなります。スタッフのときには、自分の目でしか患者を見られないし、看護ができないのですが、管理者になるとスタッフを通して看護をすることができます。それは、一人でやっていたときに比べて、何倍、何十倍ものパワーになります。

　やがて退職者も減り、スタッフからうれしい声をもらえるようになりました。
「この病棟が面白いから、ここでもっと看護がしたいです」
「師長さんと働けてよかった」
　こんな言葉が聞けるようになったとき、それまで大変でも、何倍も苦労し努力してよかったとつくづく思ったものでした。

第4章

私たちの採用・定着の取組

野球を通じて人材を発掘し育成する

医療法人永和会下永病院　看護部長
阪上浩文

自分たちで新人看護師を育てよう

　看護師不足との言葉は全国のさまざまな病院で聞きますが、精神科病院は一般病院に比べて選択する看護師が少ないのとあわせて職員の高齢化もあり、より厳しい状況にあると言えます。筆者の病院も例外ではなく、看護師の確保、特に新卒看護師の獲得には非常に苦労していました。

　筆者は、2005年に第30回日本精神科看護学会において「新卒看護師の就職選択における精神科看護のイメージに関する研究」という発表を行ったことがあります。調査のなかでは、「精神科で働くとしても、一度は総合病院などの看護を経験してから行きたい」といったような回答が多くあり、精神科看護は、経験を積んだ看護師の職場という意識が根強くあり、新卒で精神科病院を選ぶ人はごくわずかというのが現状でした。

　とはいえ、現実として人手が足りないわけですから厳しいとばかり言っていても現状は変わりません。なんとか新卒を確保しなければと考えるなかで思いついたのが、「もういっそ、自分たちで看護師を目指す人材を発掘し、新卒看護師を育成しよう」ということです。

　ただ、高校生や大学生に「看護師になりませんか」といきなり声をかけても、頷く人はいないでしょう。そこで考えたのが、筆者が趣味で軟式野球をやっていたこともあり、人材発掘のために病院で軟式野球部を立ち上げることです。それも遊びではなく、ガチの野球部です。

高校・大学の軟式野球部を回って人材発掘

　一見、突飛に思えるかもしれませんが、実は軟式野球の全国大会に出場する病院はけっこう多く、また、そこに占める精神科病院の割合も高いため、筆者のなかでは精神科病院と軟式野球を結びつけることはごく自然なことでした。「社会人になっても本気で野球を続けたい学生に看護師という選択肢を提示

し、野球も仕事も一生懸命がんばってもらおう」というのが筆者の描いたビジョンでした。軟式野球部という場をつくることで学生にきてもらい、野球をしながら病院で働いてもらい看護師の資格取得を目指すという訳です。

　さっそく院長や事務部長に上記のビジョンを語ったところ、非常に協力的で――そのように事前に根回ししたところもありますが――すんなりと野球部創設を認めてもらうことができ、さっそく高校、大学などを勧誘に回りました。野球部の監督や部長に、野球を続けながら看護師を目指してもらいたいという話をすると、最初は「そんな道があるんですか」と一様に驚きますが、話をするうちに、「実はこんな子がいて……」と先方も乗り気になって学生の紹介をしてくれます。

　当初は、地元の高校・大学の硬式・軟式野球部を中心に訪問を行っていましたが、現在は西日本の高校野球部まで範囲を広げて訪問を行っています。今では、野球部の監督、部長に顔を覚えてもらうのが、筆者の看護部長としての大切な仕事の1つと捉えています。全国を訪問するのはさすがに時間が許さないので、九州、大阪、兵庫、四国など、さまざまな地方の野球部にも電話での連絡もします。まず、「看護師という将来の選択肢がある」ということを知ってもらわないとなにも始まらないため、広く知ってもらうことに精力的に動いています。監督や部長の頭の片隅にでもこの話が残っていれば、「この子は看護師に向いているかも」などと感じたときに連絡をしてくれることもあります。

　子どものころから野球を本気でやっても、それで食べていける人はほんの一握りです。指導者にとって、野球を辞めざるをえない子供たちの進路をどうするかは、切実で頭の痛い問題でもあるのです。看護師という社会的認知度も高く、また安定している職業に就ける道が拓くというのは、先方にとっても魅力的な話なのだと思います。

連絡が入ればすぐに対応

　こうした採用を行っていて大切だと感じているのが、「連絡があったらすぐに対応すること」です。野球部の監督や部長から、「こんな子がいるんだけ

ど……」という連絡が入ったら、可能な限り早く学校に駆けつけることにしています。そして、直接、看護師という職業、資格の取得、病院業務と野球、勉強の両立、病院からのサポートなどについて説明し、筆者の思いを伝えます。

　こうした活動が功を奏し、今では毎年1〜4名の高校生・大学生を確保することができています。気がつけば、休みの日は、「いい子はいないかな」と野球の試合を見に行くのが習慣になっていました。これも一種の職業病と言えるかもしれません。

A クラスへの昇格

　幸い、取り組みの初年度（2006年）から数名の人材を確保することができ、2008年からは野球部として公式試合に参加するなどの活動も行えるようになりました。

　おそらく読者のほとんどの方は軟式野球についてご存じないでしょうから、簡単に説明します。軟式野球は全国でさまざまな大会が行われており、大きな大会に参加するのはほぼ企業チームで、トップチームの選手は甲子園経験者などを擁し、高い実力を誇ります。とはいえレベル差は大きいため、A、B、Cの3つの出場クラスに分けられています。もちろん一番高いクラスがAで、クラスによって出場できる大会が限定されます。クラスは成績によって昇格し、卓越した技術をもつチームが多いAクラスへの昇格は、なかなかの狭き門となっています。

　わが下永病院軟式野球部はCクラスからスタートし、2010年の西日本軟式野球広島県大会で優勝し、西日本軟式野球大会全国大会に出場することができました。広島県大会での優勝によりBクラスに昇格し、そこでも中国大会で優勝することができ、Aクラスへの昇格を果たしました。過去の戦績の一部を**表1**に紹介します（まさか看護の書籍に野球部の戦績を紹介する日がくるとは思いませんでした）。Aクラスへの昇格までは順調でしたが、さすがにAクラスは層が厚く、苦戦を強いられることも少なくありません。

表1 下永病院軟式野球部の過去の戦績

2009 年	尾道軟式野球連盟旗　優勝
2010 年	西日本軟式野球広島県大会　優勝 第 32 回　西日本軟式野球大会　全国大会出場
2011 年	福山ナイターリーグ　優勝
2012 年	中国五県広島県決勝大会　優勝 中国五県大会　準優勝 福山ナイターリーグ　優勝
2013 年	中国五県広島県決勝大会　優勝 中国五県軟式野球大会　優勝

働きながら学校に通い、野球の練習も

　さて、新人育成に話を戻します。

　入職した新人たちは、午前中は看護補助者として病院で働き、昼から准看護師養成校に通い、授業が終わると病院に戻り、21 時ぐらいまで勤務します。毎週火曜日の 18 時〜20 時までは野球の練習が行われます。現在は、病院が室内練習場を作ってくれたため、夜間の練習もできる環境となっています。

　また、病院独自の奨学金制度も設けています。当初この制度はなく、親御さんに負担をかけないよう自分で働いて得た給料で学校に通う形でしたが、やはりある程度の金銭的支援は必要だろうということで奨学金制度を作りました。それなりのコストはかかりますが、人材発掘と育成がうまくいっていることが経営陣に認めてもらえた結果だと受け止めています。少し話はそれますが、看護管理者は新しい取組を行う際など、経営陣と折衝することになりますが、ゴーとなったら結果を出すのが大切です。この取組について言えば、人材を集める・育てるという話ですから、結果は明白でした。うまくいっていればさらなるバックアップが望めるし、そうでなければ取組は中止となるでしょう。結

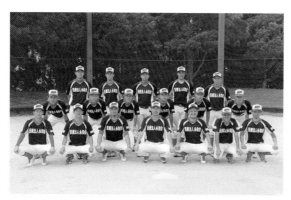

下永病院軟式野球部一同

果を経営陣に示すためにも、数値目標を決めて取り組むことをお勧めします。

学力向上のサポートも

　幸い、初年度から目標の人数を獲得することはできましたが、もう1つ問題がありました。

　基本的に野球優先の生活をしてきた人たちなので、なかには学力が追いつかない人もいたことです。そのため、学力向上の勉強会を開くこととしました。准看護師の養成校は2年生になると実習があるため、実習後は病院に戻ってきてもらい大きな会議室に集合してもらいます。そこで実習の記録を書いた後に勉強会を夜の9時まで開くというのが日課になっていた時期もありました。講師役は筆者が務めました。近隣の看護学校で精神科看護の講師をしていることもあって、そうした経験も教えるのに役立ちました。

　資格試験前ともなると合宿状態で、朝の4時まで勉強につきあったこともありました。余談ですが、朝帰りとなったため妻に浮気を疑われるという筆者としては心外な一幕もありました。

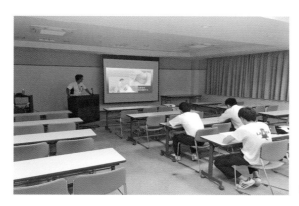

夜間の勉強会の様子

　これだけ面倒を見ていると情も湧いてきて、幸い、その年の試験はほぼ全員が合格してくれ、感無量でした。親御さんや高校・大学野球部の監督・部長も非常に喜んでくれ、大切なお子さんを預かっている責任を果たせたかなと安心する気持ちもありました。准看護師からさらに正看護師を目指す職員のためには進学コースを用意しており、合格者もすでに出ています。

　病院で働きながら2年から5年間看護学校に通い、野球の練習も行うという、なかなかハードな日々ですが、根を上げずにがんばっています。おそらく、この背景には野球の経験が仕事につながっていることがあるのではないかと思っています。たとえば、野球ではベストなパフォーマンスのために用具を管理し手入れしますが、看護業務でも日々使う道具の管理は必須です。意外と通じるところがあるものです。よく筆者が彼らに言い聞かすのは、「好きな野球でできなかったことは仕事でもできない」ということです。たとえば、これまで一生懸命取り組んできた野球でチームプレーができないような人物ならば、仕事でもチームでなにかをするのは難しいでしょう。また、監督（監督も看護師です）がAという指示を出したのに、選手（選手も看護師・准看護師・

看護補助者）がBと受け取ってしまいプレーが混乱することもあります。正しい伝達、コミュニケーションは医療現場の基本でもありますから、野球で身につけたことを業務に活かして欲しいと思っています。

　ここまで読まれた読者の方は、職員たちは好きな野球もできて、仕事との両立は大変ながらも楽しい毎日を過ごしていると思われるかもしれません。たしかにただの趣味であれば野球をしているだけで楽しいのでしょうが、本格的に取り組んでいるだけに負けるとストレスがたまります。Aクラスに昇格してからは思うように勝ち星を上げられず、どこが悪いのか、どうすれば勝てるのかなど、監督として私自身も悩みますが、選手（職員）もストレスがたまります。真剣にやっているが故の難しさもあるわけです。ちなみに筆者は看護部長に就任した際にバットを置き、選手としては引退し、現在は部長として野球部にかかわっています。スカウトに力を入れるのは当然として、大型自動車免許も取得し、病院のマイクロバスを使って試合毎に選手の送迎もしています。看護部長の仕事もさまざまだと感じます。

今後は他職種の拡充も

　初めて野球部出身の職員が入ってきたときは、以前からいた看護師は年配の方が多いのもあって、それこそ息子か孫のように可愛がってくれました。それも、この取組がうまくいった要因になっていると思います。初めは新しい職員との年齢差は大きいものでしたが、この取組をスタートさせてけっこう経ちますので、現在の年齢差はそれほどでもなくなっています。看護師の平均年齢も40歳ほどとなり、おそらく精神科としては異例といってよいほど若い看護師が揃っていると思います。

　さらには、職員が看護学校で知り合った友人を紹介してくれ、その人が就職してくれるというケースもあり、人材はだいぶ充足してきました。様式9の看護師比率も常に100％で、逆の心配をしなくてはと思うようになってきたほどです。看護師の採用は大切ですが、採用ばかりでは人件費が高くなってしまう

　ため、経営面を考えると、看護師が必ずしも行う必要のない仕事を引き受けてくれる職種を雇用することで人件費率を下げる必要もあります。人手、コスト、さまざまな方面から看護部の運営を考えなければならず、管理者として頭を悩ますところです。

　上記のような観点から、今後は看護師だけではなく、これまで培った野球部ネットワークを活用して医療クラークや介護福祉士の志望者を探したいと考えています。これは当院だけではなく、おそらく精神科病院共通のことだと思いますが、人手不足が日常化しているため看護師がなんでもしてしまうということがあります。免許の必要がない仕事も看護師が引き受けている実態があるので、タスク・シフティングが言われているなか、そうした仕事を引き受けてくれる医療クラークや介護福祉士を雇用することで、業務量を減らすという側面から看護師の業務環境を改善できるのではと考えています。看護師たちが、より精神科看護の専門性を追求できる職場を作りたいというのが筆者の願いです。

　当院は、もともと職員教育に力を入れており、レベルに見合った学びができるようクリニカルラダーを導入しています。コロナ禍以前より、本格的にe-ラーニングを導入しており、職員1人ひとりにパスワードを支給し成長のサポートを行っています。野球の世界には、「グラウンドにはゼニが落ちている」という名言があります。プロならば、グラウンドで活躍してお金を稼げという覚悟を説いた言葉だと思います。筆者らは野球のプロではありませんが、看護のプロです。スタッフには、「病棟にはゼニが落ちている」とよく言っています。病棟でお金を稼げる、プロフェッショナルな看護師に育ってほしい、そう願っています。

2 看護補助者不足を補ってくれた元気高齢者の活躍

医療法人社団喜峰会東海記念病院　看護部長
目野千束

看護補助者不足の現場

読者の皆さんの病院もそうだと思いますが、現在、看護補助者——特に介護福祉士の資格を持つ方——の採用が難しい状況にあります。その背景にあるのが、2017年の介護保険制度改正で設けられた「介護職員処遇改善加算」です。高齢化の進展に伴い介護職の需要が高まるにもかかわらず人数が少ないのを国が危惧し、人員不足の理由の1つとなっている他職種と比べて低い給与を補填するためにつくられた制度ですが、介護保険施設や介護保険事業所で働く介護職が対象のため、病院など医療現場で働いていた介護職が介護分野に移ってしまったということがあります。介護職の方の給与が改善されるのは喜ばしいことですが、医療現場の看護補助者不足は頭の痛い問題です。

「資格や経験にこだわらなくてもいいのでは」

7～8年前は、当院には12人の介護福祉士がいましたが、大多数が介護分野に移ってしまい、減った人員の補充ができずに、業務的にも、また看護補助加算の算定も難しくなり、四苦八苦する状況が続いていました。どこで人員を確保すればよいのかと頭を悩ます毎日でしたが、あるとき、当院の事務長が、三重県の介護施設が元気高齢者の方々に介護助手という立場で働いてもらっているという雑誌の記事を見せてくれました。

この記事を読んでまず考えたのが、「資格はないし、ケアの経験もないだろうから看護補助者さんと同じ仕事はしてもらえない。でも、お願いできる仕事を探せば、今の人手不足の状態の解消につながるのでは」ということです。患者さんに接するのだからと、資格や経験にこだわりすぎていた自分に気がつきました。記事をじっくり読んでみると、元気高齢者をスキルによって3段階に分けて、お願いする業務内容も変えているということが書かれていました。

これなら当院でも導入できそうだと思い、上記の取組を参考にさせてもら

い、2016年から、元気高齢者の方々の活用に取り組むこととしました。ちなみに、もう1つきっかけがあります。当院は、日本看護協会のワーク・ライフ・バランス推進事業に参加しており、看護師が働き続けることができる職場づくりの一環として、看護師の業務の一部を看護補助者に委譲したかったのですが、肝心の看護補助者が確保できなかったため、確保できなくて浮いた仕事を元気高齢者さんに担っていただこうと考えたのも理由となっています。

　当初は大々的な募集はせずに、院内や法人の施設に募集のポスターを貼るところから始めました。すると4名の方から応募があり、体力などを勘案して3名の方を採用することとしました。

　次の募集は、2年後の2018年に実施しました。このときは大々的に新聞に折り込みチラシを入れて募集しました。すると驚いたことに60名もの方からの応募があり、一度に20名の方を採用しました。さらに翌年に募集すると、このときも40名の方の応募があり、9名の方を採用しました。直近では2021年3月に募集し、20名応募、7名採用となっています。

　予想以上の応募に驚きましたが、当院がある愛知県春日井市は名古屋都市圏にあり、名古屋へも通勤可能な、いわゆる住宅都市です。昭和30年代後半にニュータウンの建設が始まり、当時、移り住んできた現役世代の方たちが、今、高齢世代となって暮らしているのです。当然、高齢化率も高く、多数の応募の背景にはそのような状況があったわけです。

　ちなみに応募と労働の条件は、以下のようなものです。

・60歳以上のお元気な方。年齢の上限はなし

・1週間の労働時間は20時間以内

・1日の労働時間は5時間以内

・院内の朝食、昼食、夕食の時間帯に勤務できる方

１週間の労働時間を20時間以内としたのは、週20時間以上となると社会保険の加入対象となるためです（採用は、コスト面も考えなければなりません）。また、１日の労働時間を５時間以内に制限したのは、お元気とはいえ高齢の方々なので万が一事故につながってはとの考えからです。食事の時間帯に勤務できる方という理由は後述します。

　現在、当院で働いていただいている方は35名おり、最高年齢は79歳です。当初は、やはり高齢者ということで体力的な面を心配しましたが、応募されてこられるような方は、普段の生活から体力づくりなど健康に気を遣った生活をされており、高齢者と呼ぶのが申し訳なく感じるほどお元気でした。日々接していて、高齢者であることを忘れている瞬間もあります。

　導入を決めたものの、体力面以外にも心配事はありました。無資格であることを前提として雇用したものの専門職だらけの職場になじめるのか、業務内容によっては転倒など事故が生じないか、などといったことです。

最初の設計が成否を決める

　こうした心配事をクリアにするために、最初に「なにをしていただくか」を明確にし、一緒に働くスタッフにしっかりと周知することとしました。

　まずは業務内容です。看護補助者が足りなくて雇用するわけですが、当然ながら、看護補助者と同じレベルの業務を望むわけにはいきません。看護補助者が担っていた業務を洗い出し、そのなかで元気高齢者の方々が安全にできる仕事はなんだろうかと考え、最初に業務範囲をきっちりと定めました。

　業務範囲を定めればそれで終わりではありません。それを一緒に働くスタッフに理解してもらわないと、看護補助者に依頼するのと同じ感覚で、患者さんの身体介護を任せてしまったり、負荷の高い肉体労働をお願いしてしまったりということが起こりかねません。こうしたことは、患者さんにも、元気高齢者の方々の両方にとって事故につながる可能性があります。

　そうしたリスクを避けるため、元気高齢者の方が働きにきていただく前に院内でオリエンテーションを行いました。看護師、看護補助者、元気高齢者の業

務の切り分けを**図1**のように説明しました。

図1 看護師・看護補助者・元気高齢者の関係

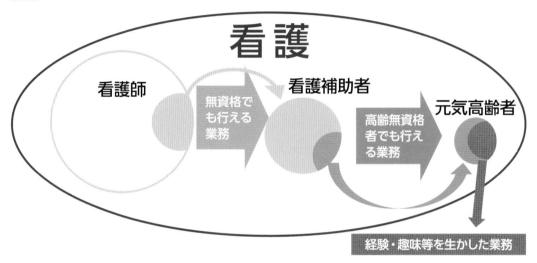

　元気高齢者の方々が担うのは、看護補助者の仕事のうち負荷が軽く（高齢者でも実施可能）、無資格でも行える業務であることを明確にしました。同時に強調したのは、働きにきてくださる元気高齢者の方々は、看護補助者の助手ではなく、独立して働く方々ということです。

　組織というのは指示系統でピラミッド型になっているのが普通ですが、それは上下関係をつくりだしてしまうことがあります。看護補助者の手伝いという位置づけにしてしまうと、ぞんざいに扱う気持ちはなくても、つい「あれやって」「これやって」と命令するような関係性になってしまう可能性もあります。

　来て下さるのは、私たちよりも人生経験を積まれてきた方々です。そんな方たちを迎えるには、尊重の気持ちがなければ失礼にあたります。そうした気持ちで迎えられる体制を整えてから、受け入れました。

　現在のところ、この取組は非常にうまくいっていると評価していますが、スタート前に上記のようなことをはっきりさせておいたのが成功のポイントだっ

たと考えています。

　なお、2回目の募集以降では、介護福祉士や看護師の資格を持つ方もいらっしゃったため、現在は、資格・経験の有無により、**表1**のように業務内容を3つのレベルに分けています。

表1 3つの業務レベル

レベル	業務内容	身体介助等
初級者（無資格・未経験者）	おしぼり配布回収 下膳・食後の片付け 病衣の配付　など	身体介助なし
中級者（介護福祉士）	おむつ交換 車椅子移送 シーツ交換　など	身体介助あり
上級者（看護師・准看護師）	食事介助 入浴介助 トイレ介助　など	看護業務

　スタッフたちは、元気高齢者の方々に接するときは常に敬語です。元気高齢者の方々もそうしたスタッフの敬う気持ちをキャッチしてくれるのか関係性は良好で、人間関係のトラブルは生じていません。

　ちなみに、院内では元気高齢者ではなく、パワフルスタッフと呼んでいます。最初は元気高齢者さんと呼んでいましたが、ある方が「私は自分で高齢者だと思っていないから、その呼び方はちょっと抵抗がある」と言われ、なるほど、ではどんな名称にするかと相談し、「パワフルスタッフ」へと改名をしました。たしかに高齢者のイメージにはそぐわない元気な方がたくさんいらっしゃいます。本稿でも、以降は院内でふだん呼んでいるように「パワフルさん」で統一したいと思います。

人生経験がもたらすスキル

　パワフルさんたちのすごさを感じるのは、やはり長い人生経験からなのか、患者さんの思いを聞き出すのが非常にうまいことです。若い看護師などはそのあたりが苦手で、思いを聞き出せないこともありますが、パワフルさんたちは、自然に退院したらどうなりたいかなどの希望を上手に聞き出してくださいます。

　患者さんは思いを表出してくれないことも珍しくありませんが、なんとも自然に引き出されるのです。それがスムーズな退院支援につながったというケースもあり、そうした姿を見ると、自然と尊敬の念も湧き、スタッフはいっそう丁寧に接するというよい循環ができているように感じます。

　パワフルさんたちの特徴の1つが、非常に働き者ということです。看護師も知らないところで、自主的にできる仕事をしてくださいます。「これをお願いします」と仕事をお願いすると、予定より早く終わったりとちょっとしたすきま時間ができることはよくあることです。そんなとき、目に付いたところをお掃除してくださったりなど、ここまではやっていただいて大丈夫という範囲を決めているので、その枠内で自主的に動いてくれます。平均年齢は68歳ですが、動作もチャキチャキして年齢よりもずっと若く感じられます。

現場からの「パワフルさんがほしい」のリクエスト

　先に述べたように、働いていただく条件として、食事の時間帯を必ず勤務時間に入れるというものがあります。朝食、昼食、夕食、そして土日と、その時間帯に働いていただける方を採用しています。特に朝などは夜勤者しかいませんから、人手が欲しい時間帯です。そんなときに患者さんの見守りなどをしてくれたり、ちょっと車いすを押していただいたり、忙しい時間帯のマンパワーの補充ができたので、いまや看護師たちは、パワフルさんたちの存在をすごく頼りにしています。

　2019年に行った3回目の募集は、実は現場からの「パワフルさんがもっと

ほしい」との要望に応えてのものでした。通常のパート希望の方は自分の生活もありますから、やはり日中の勤務を希望します。しかし、こちらとしては人手が足りなくなる朝、夕方、土日に働いてくれる方がほしいので、その時間帯に働いていただけるパワフルさんをもっとほしいという声があがったわけです。現在は、人手がほしい時間帯に必ずパワフルさんに入っていただける体制となっています。パワフルさんがいないと病棟の業務が回らないのでは、というぐらいまでに存在感を増しています。

　食事時の見守りもそうですが、ほかにも、看護師が困っていることはありました。それは、認知症の患者さんの見守りです。患者さんの安全を確保しようと思うと、どれだけマンパワーがあっても足りません。ありがたいことに、そこをパワフルさんがフォローしてくれています。

　当院は、199床のうち150床が地域包括ケア病棟と回復期リハ病棟となっており、患者さんの平均年齢は80歳です。後期高齢者が80%を占めているので、認知症の患者さんも多くいらっしゃいます。日によってはナースコールが鳴り止まないこともあったりと、対応に困る場面も少なくありません。そんなとき見守りをしていただけると看護師は本当に助かります。病棟にはデイルームがあるので、そこで数名の患者さんたちと一緒にお話をしてくださいます。身体的にはお元気で歩ける方の場合は、パワフルさんが車椅子を押して病棟のなかを散歩のように回ってくださいます。患者さんの安全にも直結することですから、パワフルさんたちの貢献は大きなものがあります。

　また、パワフルさんの仕事は、この3月までは誤配膳のリスクあるということで配膳はお願いしていませんでした。しかし、当院の給食の体制が変更されたため、配膳にマンパワーが取られるようになってしまいました。そこで4月からは、配膳車から患者さんのところに食事を運ぶ仕事をパワフルさんに、担ってもらうことにしました。リスクがゼロとは言えませんが、何年間もパワフルさんの仕事ぶりを身近に見てきて信頼していましたので、最初の説明さえきちんと行えばミスなく行ってもらえるとの確信があったので、この4月から業務拡大を行いました。

　また、パワフルさんたちはもともと病棟内だけで働いてもらおうと考えていましたが、現在、特別にお願いしているのが、昨年からのコロナ禍で病院入口での体温測定をするための、入館者を非接触検温機へ誘導することです。この仕事を正職員で行おうと思うと、毎日、一日中人1人をその仕事に取られるわけですから、マンパワーのロスは大きなものです。これを複数名のパワフルさんに、時間を細かく区切ってお願いしています。業務拡大は行うつもりはありませんでしたが、これまでの仕事ぶりから信頼できることがわかっているため、上記のようにイレギュラーな状況で助けてもらえるありがたさもあります。

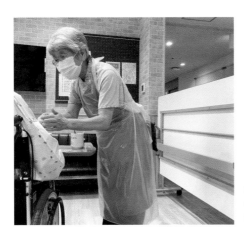

患者さんに話しかけるパワフルさん。
看護師とは異なる接し方が患者さんのいろいろな言葉を引き出してくれます

認知症サポートチームで活躍する方も

　パワフルさんのバックボーンはさまざまで、なかには保母さんだったという方もいて、その人は非常に患者さんとの接し方が上手です。当院は、認知症サポートチームを設置しており、院内デイで作業療法的なことを行うことがありますが、その際にはサポートチームのメンバーが、元保母さんのパワフルさんにお手伝いを依頼します。元保母さんだけあって、手遊びですとか、いろいろな引き出しをもっていらっしゃいます。サポートチームはその経験を活用するために、メンバーに入ってもらっています。

また、総じてパワフルさんは患者さんの話を聞くのが上手ですが、特に上手な方がお１人いて、その方は元床屋さんです。ご夫婦で床屋さんを開いていた方の奥様なのですが、患者さんの思いを引き出すのが本当に上手です。患者さんは話し相手がいないとやはり寂しさを感じるものです。そこに元床屋さんのパワフルさんが姿を現すと、「よく来てくれたね」と手を握られて大歓迎してくれ、いろいろなことを語ってくれるそうです。そのパワフルさんが来てくれるのを待っている患者さんもいて、看護師ではできない役割をしてくださっています。これまでの人生で培った経験や知識を、随所で活かしていただいているのが、本当にありがたいと感じます。

　正直なところ、当初はここまで活躍いただけるとは思っていませんでした。患者さんと話をしている姿、認知症患者さんと接する姿を見て、私たちが学ばせていただくことも多々あります。認知症患者さんと童謡を歌っている場面を見た看護補助者が刺激を受け、童謡の歌詞を印刷してきて一緒に参加したりといったこともありました。パワフルさんたちの人生経験は、当院のケアにもよい影響をおよぼしています。

　パワフルさんを雇用してから、当院の看護師の離職率が下がりましたが、これもパワフルさんの効果とまでは言えませんが、看護師からすると、新しい人材活用にチャレンジして、自分たちの業務環境の改善に取り組んでくれる職場だという信頼感にもつながっているように思います。職場への信頼感は看護師の離職防止にとって大切なことですから、そう感じてもらうことにも大きな意義があると考えています。

＊

　本稿を読まれて、もし同様の取組にチャレンジしようとする方がいるとすれば、２点、アドバイスがあります。

　１つは、たんなるお手伝いと捉えず、人生の大先輩に手伝っていただいていると尊重する気持ちをもって迎えることです。一緒に働いてくださってありがとうという気持ちが大切です。そうした気持ちは不思議と伝わるもので、尊重してもらっていると感じると向こうもがんばろうという気持ちになるもので

す。看護と同じで、人間対人間として接することが重要です。

　もう1つは、来てくれることを当たり前と思わないことです。いないことが
ゼロ——当たり前の状態ととらえ、1時間でもきてくだされればプラスと思うこ
とです。来ている状態をゼロと捉えるようになってしまうと、休まれたときな
どはマイナスと捉え、感謝どころか休んだことに不満をもつようになってしま
います。常勤として働いているわけではなく、余暇を提供をしていただいてい
ると考えていますので、パワフルさんが気持ちよく休める職場にするよう心が
けています。そういう考え方ができると職場の雰囲気もよくなりますし、これ
も離職防止につながることだと思います。

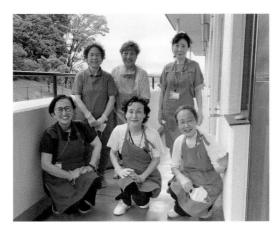

看護部を助けてくれるパワフルさん
たち

多様な雇用形態が
もたらしてくれたもの

社会福祉法人恩賜財団大阪府済生会吹田医療福祉センター 大阪府済生会吹田病院 看護部長

佐藤 美幸

　「くわいナース」と名づけた当院のオリジナルナースバンク制度を立ち上げてから、10年以上が経過しました。学会などで発表したり、ありがたいことに記事として取り上げていただくこともあるため、あるいはご存じの方もいるかと思いますが、看護師の人材不足が深刻化しているなか、読者の方々のヒントになるところもあるかと考え、「くわいナース」を含め、当院の取り組みをこの場を借りて紹介させていただきます。

突然のスタートだった「くわいナース」

　始まりは、まだ筆者が師長だったころ当時の看護部長が、「超短時間勤務など、いろいろな雇用形態で潜在看護師を発掘して働いてもらうのはどう？」と言い出したことです。2008年、当時は、7：1看護を維持するための人材確保の必要もあって人手不足でしたから、当然人手は欲しかったのですが、「その人の都合に合わせて働ける時間だけきてもらっても、どれほど業務の助けになるのだろう」という疑問もありました。私たち看護師は、シフトに従って働いており、パートの方でも曜日を固定したりと勤務時間を決めて働いてもらっています。"好きな時間に働く"。そんな働き方はどこでも見聞きしたことはなかったので、戸惑ったことを覚えています。看護部長の言葉の背景には、部長が東京医療保健大学教授・中島美津子先生とお知り合いで、当時は他の大学でしたが、中島先生が研究されていた多様な働き方を実現する新しい人材確保システムの実践という意味合いもありました。また、前年までの数年間の離職率が20％を超えるという当院の暗黒時代であったことも、当然大きな理由としてあったと思います。

　看護部長は「2時間でも3時間でも、来てもらったら助かるでしょう」と言うのですが、そんな短い時間しか働かない人に何を手伝ってもらえばいいのかというのが正直な気持ちでした。現場の職員からも、「引継ぎの時間がもった

いない」「もし事故があったら責任は誰が取るのか」「誰が指導するのか」「電子カルテの入力はどうする」など否定的な意見が多く出されました。しかし実施は決定事項。どうせやるなら筆者らも一緒に働く人たちも、楽しく働ける職場にしようと考えました。

　当院がある吹田市の名産は、「必ず芽（目）が出る」縁起物としておせち料理にも使われる伝統野菜の「くわい」です。これにちなみ、新しい超短時間勤務など多様な雇用形態によるオリジナルナースバンク制度を、働く方たちの目が出るようにとの願いも込めて「くわい project」と親しみやすい名称をつけ、実現に向けて動き出しました。「さすがに1時間では、なにかをしてもらうのは難しい。でも2、3時間であれば保清の手伝いなど助かることがけっこうあるよね」「搬送だけでもしてもらえたら、現場は助かるよね」。思い込みを廃して業務内容を見直してみると、意外と手伝ってもらえそうな仕事があることが見えてきました。委譲できるところを探してみると結構見つけることができ、固定観念にとらわれていたことがわかったのも大きな収穫でした。

　話し合ううちに、現場にとっては来てもらうことはプラスになるという意識ができてきた一方で、これまでにない働き方ですから人事労務的な面での扱いも問題になりました。時給はどうするのか（当初は嘱託の方と同じ時給としましたが、後に少し下げて差別化を図りました）、好きな時間に働くのだから有休は必要ないだろうと思っていたら、人事から、「働き方はどうであれ、有休は発生します」と言われたりしました。そうしたルール作りは、だいぶ苦労したところです。

　ルールができたところで、では、どこから導入していくかにも気を遣いました。看護師は意外と保守的なところがあり、慣習が変わることを嫌がる人もいます。そのため、くわい project に参加して、すでに理解がある師長の病棟から配属することにしました。また、くわいさん（くわいナースの方をこう呼んでいます）は、現場が久しぶりの方々です。しかし、医師など他部署の人からすれば同じユニフォームを着ている看護師ですから、ブランクがあるなどとは思わず、普段の調子でお願い事をしてきます。それでは、くわいさんも不安に

思ってしまいます。そのため、名札のところにシールをつけ、さらに「この方たちには直接指示を出さないでください」というポスターを作って院内に周知しました。

心配していた導入は、これは今でも幸運だったなと思うのですが、最初に来ていただいたくわいさんが非常に優秀な方でした。現場にもすっとなじんで、短い時間ですがお願いした仕事もスムーズにこなして、現場スタッフは「すごく助かる」とくわいさんの存在を歓迎してくれました。

どんなサポートがあれば働きやすいだろうか

当初、くわいさんとして来てくれる方は子育て中の人が多いだろうと想像できたので、自分たちが子育てをしていたときのことを思い出し、どのようなサポートがあれば働きやすいだろうかと考え、「くわいナース」の特典として下記のような仕組みを整備しました（**表1**）。

表1 くわいナースの特典

特典1	急な子供の発熱・学校行事等のお休みにも、いつでも対応できる
特典2	院内保育所が低料金で利用できる（事前申込み）。1日あたり500円
特典3	自宅にいながら看護ケアの確認ができる「くわいラーニング」を導入

筆者らが子育てしながら働いていたときも、子供が急に熱を出して休みをいただくことはありましたが、どうしてもみんなに迷惑をかけてしまって申し訳ないという気持ちがあって、お休みの電話もしにくかったものです。くわいさんたちには、そうした引け目を感じずに休んでもらって、プライベートも充実させて仕事をしてほしいと思いました。そこで、くわいさんは部署付けにはせず、看護部長室付けとしました。そうすれば、休みを取りたいときは看護部長室にかけることになるので、看護部長室では病棟の状況はわかりませんから、「わかりました。お大事にしてください」程度のやりとりですみ、余計なプレッシャーを感じずにすみます。

　現場としても、勤務表に名前が入っているとその日の戦力として考えてしまいますが、看護部長室付けで勤務表には載っていないため、来てくれたらラッキーという考えになります。思い返せば、こうした仕組みがあるため、取り組みがうまくいったという側面はあると思います。もしなにか新しい取組にチャレンジすることを考えている方がいれば、最初の設計に力を入れておくと、後々スムーズです。

　くわいさんをいち早く配置した病棟がうまくいっているのを見ると、当初は「そんな短時間だけ来てもらっても…」と批判的だった部署も、「うちにはいつくわいさんが来てくれますか？」と尋ねてくるようになりました。自然と「いてくれてありがとう」「今日もおつかれさま」といった言葉が聞かれるようになりました。「残務時間が減った」「受け持ち患者のケアに時間が取れるようになった」「経験者なので、自分で仕事を見つけて働いてくれる」「先輩のくわいさんが新しいくわいさんの指導もしてくれる」。こんな声も現場からは上がり、看護部全体としてくわいさんを歓迎する雰囲気が作られていきました。

　筆者らからすると、今やくわいさんの存在はごく当たり前で、その働き方も特別なこととは思わずに一緒に働いていますが、ここ数年、働き方改革や多様な働き方ということがクローズアップされるようになってから、「くわいナース」について問い合わせを受けることが増えてきました。筆者らは普通のことと受け止めているので、注目を集めるようになったことには戸惑いを覚えますが、それだけ看護の現場の人材不足問題が深刻なのだろうと思います。

働き続けることができるという選択肢

　若い看護師が結婚を機に退職することは珍しくありませんが、こうした際にもくわいさんの存在は役立っています。それまで育ててきた職員ですから、病院としてはできれば辞めずに続けてもらいたいのが本音です。そんなとき、「急に辞めなくても、くわいさんとして働いてみたら？」と言うと、「たしかにくわいさんなら働けるかも」と考え直してくれる人もいます。くわいさんのおかげで、現場で働いている職員にとっても、働き方の選択肢が増えているなと

感じることもあります。この病院なら働き続けることができると思ってもらえると、この制度を推進した甲斐があるなとうれしくなります。実際、こうした制度がある病院はそうないですから、離職防止の効果もあると考えています。プライベートと仕事を上手に両立させて、職員には長く働き続けてほしいと思います。

　「くわいナース」の募集は大々的には行っていませんが、ホームページ経由での応募や口コミでの応募が、コンスタントにきます。幼稚園児がいると、働きたいけれどお迎えの時間があってというママさんも多いと思いますが、同じ幼稚園のママ友から聞いたといって応募してくる方もいて、口コミの力は馬鹿にならないなと感じています。看護師の供給が需要に追いつかない今、看護師の人材発掘という側面もありますから、「私たちの病院は社会貢献もしているね」とスタッフと冗談交じりに話すこともあります。

　くわいさんとして働いているときに妊娠されて辞めて、しばらくして復帰する方もいます。週に1日、2時間だけで看護師として働ける職場もそうないでしょうから、病院側とくわいさん側でWin-Winの関係が構築できているのが、この仕組みが長く続いている理由なのだと思っています。

　先日も、1人、正職へと勤務形態を変えた方がいます。くわいナースを経験してから正職になると、一緒に働く人も含めて職場のことがわかっているので、「思っていたのと違った」ということを防げます。その正職へと変えた方も、「ここなら働くことができそうだと思った」のが理由だったと言ってくれました。1人でも看護師として現場で働いてみようと思う人が増えるきっかけとなれば本当にうれしいことです。今後も「くわいナース」の取組は続けていきたいと考えています。

事務部の協力があってこそ

　さて、このオリジナルナースバンク制度「くわいナース」がいいところばかりかというと、実は運用に関してはデメリットもあります。それは勤怠管理が煩雑になることです。最初は、文字通り「好きな日に好きな時間で働ける」仕組みをと考えていましたが、そうすると、勤怠管理がとんでもなく複雑になっ

てしまい運用ができないため、この日のこの時間という枠組みをある程度決めてもらっています。しかし、そうしたルールを決めていても、人数も多いですし、管理だけでもけっこうな負担となります。

「くわいナース」という制度が運用できているのは、実は事務部の協力があってのことなのです。採用や働き方の変更には労務管理がつきものです。常日頃から事務部とは協力しあえる体制ができていないと新しいチャレンジは難しくなります。ぜひ、常日頃から事務部との関係性を意識していただきたいと思います。

中途採用者への支援と人材発掘

当院は看護学校を持っていないので新卒採用に力を入れていますが、一方で、経験を積んだ既卒の方々が働きやすい環境も作っていきたいと考えています。こうした環境づくりは主任会が中心となって動いてくれ、たくさんの応募があるわけではありませんが、定着してくれる方が多いと感じています。

中途採用者の方に対する支援は、「中途採用者支援システム」という一連の流れで行われます（**図2**）。入職前準備として、中途採用者を迎える病棟では、知識・技術・精神的サポートを行う看護師（オブザーバ）を決定します。これは、側に居て、日々の仕事で必要に応じてサポートする役割です。入職後

図2 中途採用者支援システム

3カ月時：面談

1カ月時：面談

入職後：ファイル配布と担当主任看護師決定

入職前準備：オブザーバ決定

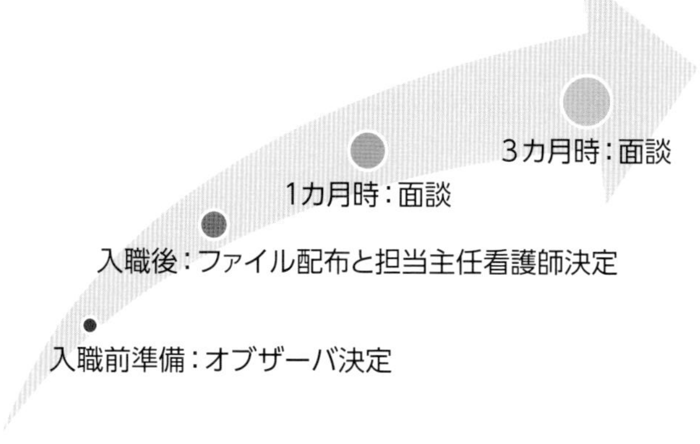

は年間計画書やオリエンテーション、マニュアル、技術チェックリストといったファイルが配布され、他部署からピックアップして担当主任看護師を決定します。

　担当主任看護師が他部署から選ばれるというのが、このシステムの特徴的なところです。中途採用者の方には、入職して1カ月後、3カ月後に病棟内で困っていることなどはないかといったことを確認する面談が行われます。同じ病棟の看護師が相手では、やはり本音は言いにくいので、他部署の主任看護師を担当としているわけです。まったく別の部署の人なので、「こんなところに困っているんです」などと訴えやすいですし、聞く方も自分の病棟ではないので抗弁する必要もなく、訴えを客観的に受け取ることができます。

　まずは、その方たちの居場所をつくることが大事だと思って取り組んでいます。看護師といっても、年齢もキャリアも考え方もそれぞれなので、定着してもらうには、さまざまな方向からの取り組みが必要と思って行っています。

看護現場の雰囲気を感じてもらう

　先ほども少し述べましたが、やはり看護師という職業はブランクがあると、現場への復帰には不安を感じるものです。そうした不安を少しでも払拭し、潜在看護師に現場復帰を検討してもらおうと行っているのが、再就職に向けての勉強会です。

　もちろん、たとえばくわいさんとして当院で働いてくれればうれしいことですが、現場の雰囲気を感じてもらって、もう一度看護師として働こうかなと少しでも思ってくれたらと思って開催しているものです。ですから、他の病院への就職を考えている方も参加可としています。毎月第3水曜日に行っていますが、近所の方が自転車に乗ってやってきて参加してくれたりしています。「くわいナース」もそうですが、大々的に宣伝をしているわけではないのに、ホームページをチェックしてこられる方が多いです。

　そこには、やはり働きたいという気持ちがあるのではないかと思います。1人でも2人でも、そうした気持ちの後押しができればうれしいなと考えて開催

しています。自分たちの仲間を増やそうと思ったら、なにかしらの行動をしないと現状は変わりません。少しでも前進することができればと続けていますが、現在はコロナ禍によって開催できていないのが悔しいところです。

地域に出て行く病院へと

　今後は新しいことよりも、中堅層の育成、キャリアアップに力を入れたいと考えています。看護師はやはり女性が多いですから、結婚、妊娠、出産というライフイベントで、キャリアを止めざるを得ないことがあります。そうしたなかでも先を見て、看護師としての自分が目指したいことを見据えることができるスタッフを育てたいと思います。病院がそうした思いをサポートできる環境をつくることで、スタッフの定着率を上げていくことができるのだと思います。

　同時に、もう１つ考えているのが、地域に出て行ける病院へと変わることです。新人の確保もある程度できるようになり、地域医療支援病院として、現在も認定看護師が地域に出たりしていますが、このあたりにもっと力を入れていかねばと考えています。

　急性期病院だから家に戻せばおしまいというスタンスでは、今の地域包括ケアの時代では取り残されてしまうと考えています。病院だけの話ではなく、急性期の看護師も、これからは地域のことを知って、外に出て行くことが要求されるようになってくるでしょう。地域に出られる看護師を育てることができる上手なキャリアサポートの方法を、これから考えていきたいと思っています。

患者に寄り添う看護の実践が人を集める

隠岐広域連合立 隠岐島前病院　看護部長
家中ふみ代

　現在、国では地域医療構想を推進し、医療提供体制の整備が進められています。しかし、筆者の勤める病院のある離島では、なかなか整備は進みません。離島の医療を端的に表せば、「資源（ヒト・モノ・カネ）がない」と言えるかもしれません。

　筆者が勤める隠岐島前病院は、島根半島の北方の海上に位置する、4つの大きな島からなる人口約2万3千人の隠岐島にあります。離島という限界のある環境のなかで、できる限りの医療提供に努めていますが、特に「ヒト」の確保は苦労してきたところです。そのなかで始めた、離島という条件を活かした人員確保の取組についてご紹介したいと思います。

　当院の前身は19床の診療所で、介護保険創設の翌年、2001年に44床の病院へと生まれ変わりました。当時、隠岐島の医療機関は当院だけで、かねてからの拡充を望む声に応えて病院へと移行したわけですが、病床が増えても看護師がいません。人員増のため看護師を募集しますが、なかなか島には来てくれる方はいないのが現実です。実はこの島の出身の看護師は多くいるのですが、都会の生活に憧れて出て行った方々なのでそうそう帰ってきてはくれません。2009年には看護師不足が深刻になり、看護師の平均年齢も51歳と、病院の存続が危ぶまれる状態にまでなりました。

地域医療に興味のある学生を育てる

　「どうやって看護師を確保するか」が病院としての大きな悩みでしたが、地域医療の発展に尽力してきた白石吉彦院長（当時）から、「将来、地域医療に関わってくれる可能性のある学生を大事にしなければならないのでは」との意見が出されました。対象は看護学生だけでなく、医学生も含まれます（現役看護師も対象としました）。これから医療者としての進路を選ぶ"卵"の方に来てもらい、将来の人材確保につなげる――これが、一見遠回りだが確実な道では

　ないかと院内の意見も一致し、学生たちの受け入れをスタートしました。

　「地域医療・看護体験」と名付け、2010年よりオールシーズンで受け入れを開始しました。うれしいことに、スタートした2010年から100名近くの応募があり、以来、毎年コンスタントに100人前後を受け入れています。コロナ禍の影響はありましたが、2021年は46名（5月現在）となっています。

　来ていただいた学生さんたち1人ひとりに、担当者がついて丁寧に教えるというのは人員的にも難しいため、私たちの実際の仕事ぶりを見て現実の地域医療を感じてもらい、また、医師や看護師だけでなく、協働する専門職──ソーシャルワーカー、ケアマネジャー、介護福祉士など──も含めて、チームでどのようなケアを提供しているのかを体感してもらうことを心がけています。実際の現場を見て感じてもらい、質問があれば答えるという形で学生さんたちに日々接しています。

　診察室には、医師、看護師、クラーク、そして患者さん。そのまわりには学生や見学の看護師が数名と、ここはどこの大病院だろうという光景が広がります。もちろん患者さんが嫌がる場合は見学者は入れないことになっていますが、高齢の患者さんが多いせいか、「ま〜、どっから来たかね？　ようこそ勉強しにござらっしゃった」と会話が始まることもしばしばです。患者さんが気持ちよく受け入れてくれるので、私たちも「この人たちは未来のお医者さん、看護師さんになるために勉強しにきているので、みなさん協力してくださいね」と説明すると、断る人はほとんどいません。「こんなところまで勉強しにきて、ありがとうね」とニコニコと楽しそうに話します。そんなことが自然と周知活動になったのか、患者さんたちも、あらためてお願いしなくても当たり前のように学生の存在を受け入れてくれています。

「10年間で1人来てくれればいい」

　学生は病棟にも上がりますから、そこで顔見知りになった患者さんが退院する際に、「退院後、ご自宅に伺ってもいいですか？」と学生がお願いし、「いくらでもいらっしゃい」という会話も見られます。退院後の患者さんがどのよう

に自宅で暮らすのかを見ることができるわけですから、学生にとっては得がたい学びの機会です。またそこで話を聞かせていただいたことが、新しい学びになったりもします。こうした経験を通じて、医師・看護師になってから、またこの島に来たいという気持ちをもってくれる学生もいて、数は少ないですが、実際に島で働いてくれている人もいます。取組を始める前に白石前院長が言ったように、将来の種まきとしても機能しているわけです。

　ただ、年間100名前後と人数が多いだけに受け入れ側の負担は大きく、取組を開始して何年目だったか、筆者がしんどくなって、「先生、これはいつまで続けるんですか？」と尋ねたことがあります。まだ、就職してくれた人が誰もいなかったときでした。学生たちにとって、さまざまなことを学べる貴重な場となっているのは理解していましたが、誰1人として就職してくれないじゃないかという気持ちもありました。しかし院長の返事は次のようなものでした、「いや、10年間で1人就職してくれる人がいれば十分だよ」。実際、ちょうど10年後ぐらいから、1人、2人と就職してくれる人が出始めました。10年間にわたる気の長い種まきでしたが、ようやく実ってきたことと実感しています。

離島の看護を体験してもらう「離島研修プログラム」

　「地域医療・看護体験」は、たくさんの申込みがあるものの、それが就職につながったのはごく最近であるのは上に書いたとおりです。そのため、「地域医療・看護体験」とは別に、喫緊の課題である看護師人材確保のための「離島研修プログラム」を、2013年から開始しました。看護雑誌やホームページで「1年間島で働いてみませんか」というキャッチフレーズで呼びかけたところ、その年の3月末に2名の申込みがあり、その後は毎年1～2名を受け入れています。2021年には6名の方が研修を受ける予定で、これまでに43名の研修生が修了しました。

　このプログラムは、実際に現場で働きながらの研修となっていますから、

そのまま看護師の確保につながります。ありがたいことに、なかには研修期間を延長した看護師や、島で結婚し、永久就職してくれた看護師もこれまでに5名います。

　現在、離島研修プログラムは、「山コース」「海コース」の2種類のプログラムを用意しています（**表1**）。

表1 離島研修プログラム

山コース（1年間）　病棟看護	海コース（1年間）外来看護、訪問看護
島の入院患者さんの急性期から慢性期・終末期、内科系・外科系・小児科系すべての疾患へ対応する 一般病棟、療養病棟の病院業務を行い、救急入院～在宅への一連の流れに関わる 退院調整、担当者会議・退院後訪問・地域ケア会議・往診・訪問看護に参加する 薬剤師訪問、訪問リハビリについて学ぶ 島の福祉施設、診療所等を見学する 島から本土へのヘリ搬送に関わる（ドクターヘリ、防災ヘリ） 本人の習熟度に応じて目標を設定する	処置室業務、内視鏡室業務～各科外来診療介助を行う（常勤総合医による内科・外科・小児科外来、非常勤医による耳鼻科・眼科・整形外科・産婦人科・精神科外来） 在宅医療（往診・訪問看護）を実践する 在宅生活～外来受診～入院生活～在宅生活への一連の流れに総合的に関わる 島の福祉施設、診療所等を見学する 事務、薬局（薬剤師訪問）、検査室、リハビリ（訪問リハビリ）など他職種業務に就いて学ぶ 島から本土へのヘリ搬送に関わる（ドクターヘリ、防災ヘリ） 本人の習熟度に応じて目標を設定する
【到達レベル】 どんな疾患も臨機応変に対応できて、個性が伸び、何でも看ることができる病棟ナースへ	【到達レベル】 患者さんの生活に寄り添い、個性が輝き、あらゆる初療に対応できる外来・訪問ナースへ

応募時期は定めておらず、随時申込みを受け入れており、断ることはありません。条件は1つだけで、研修を受ける前に、一度は見に来てもらうことです。実際に現場を見て、雰囲気を感じてもらわないと、想像していたのと違うという結果になりかねません。見学してもらった結果、働いてみたいという気持ちに変わりがなければ来ていただきます。なお、研修対象者は、臨床経験が1年以上、夜勤経験のある方となっています。

　研修のサポート体制は、開催側が言うのも何ですが充実しており、以下のようになっています（**表2**）。

表2 研修のサポート体制

研修費用	無料
研修中および研修修了後の待遇	研修に入るにあたっての交通費を助成 研修中は、経験年数に応じて契約職員としての給与を支給（有休・保険・諸手当あり） 生活必需電化製品完備の看護師宿舎を準備 研修修了後は、隠岐島前病院院長と看護部長による研修修了証を授与 研修修了後も継続勤務を希望する場合は、正規職員として採用可能

　見学まで来られる方は気持ちも固まっている人が多いので、見学後に研修を辞退する方はほとんどいません。現場を見て、うれしいことに「絶対来たいです！」と目を輝かす方もいます。

　もちろん、みなさんが研修後に正規職員を希望される訳ではありませんが、毎年コンスタントに数名の研修を受ける方がこられるので、1年間で入れ替わる形とはなりますが、確実に看護師の人員確保につながっています。

　さすがに人手が潤沢とまではいかず、また永久就職してくれた看護師たちも若い人が多いため、産休などで休職している看護師もおり、現状は、「少し人手が足りないかな」程度で安定しています。しかし、かつて存続の危機にまで陥った頃とは比較にならないほどの人員数となっています。年齢も20代後半

から30代の人が多いので、看護部の平均年齢もグッと下がりました。若い人が看護部に来ると、新しい風を吹き込んでくれるので私たちも勉強になります。

　一方、医師の数はというと、実な医師のほうが潤沢な状態です。小さな病院ですが、10名もの医師が在籍しています。この島で実践されている地域医療を見聞きし、ここで働きたいという医師が多く、また、専攻医の受け入れもしており、全国から殺到する状況です。ただ、そんなに多くの人数を受け入れることはできないので、年間2名までとしています。その方たちをあわせて、医師10名という体制となっています。

離島だからできるジェネラリストナースの育成

　看護の本質とは、患者に寄り添うことにあると考えています。看護師であれば、そうした看護を実践したいと思うものでしょう。しかし、どうしても大病院では組織の一員として求められるものがあり、自由に動くのは難しいものです。「こんな看護がしたくて看護師になったのに、なぜできないんだろう」。こんなモヤモヤした気持ちを抱えている看護師も少なくないのではないでしょうか。この島の研修には、そうした看護師がくるように思います。

　隠岐島は、小さなコミュニティということもあって患者さんとの距離も近く、病院としても寄り添う看護を大事にしていますから、1人ひとりの患者さんにしっかりと向き合う看護を実践してもらっています。入院中は、「私はこの人に何をしてあげることができるのだろう」と考えながらケアを提供することができ、研修受講者の方は、そうした看護に充実感・達成感を覚えることが多いようです。しかし、これがベストと考えて提供した看護が、退院後の家での様子を見ると、必ずしも効果的ではない場合もあります。こうした経験を通じてケアを振り返ることができ、自分の看護というものを創り上げていけるように思います。それが、このプログラムの一番の魅力ではないかと考えています。

さまざまなことに対応できる看護師を目指す

　現在、総合的な診療能力を持った医師——いわゆる総合医の必要性が言われていますが、看護師も、特に地域医療に携わるのならば、さまざまなことに対応することが求められるため、ジェネラリスト的な能力が必要となります。当看護部では「患者さんに寄り添った医療を提供するために総合的看護の実践を展開する」という目標を掲げており、また、求められる看護師像を「幅広い知識と技術を持ち、科を問わず治療・看護ができる」としています。「離島研修プログラム」は、そうした目標に向かい、ジェネラリストナースになりたいという方に向けて募集をかけました。

　当院も主は内科、外科、小児科となりますが、産婦人科、耳鼻科、眼科、精神科、整形外科のパート診療も行っており、標榜診療科目は8科目となります。さらに、訪問看護も行っており、この多様な看護実践が当院で看護をする魅力の1つになっているのではないかと思っています。　病院には、幼児から高齢者まで年齢もさまざま、疾患もさまざまな患者さんがきますし、急性期の患者さんもいれば慢性期の患者さんもいて、認知症の患者さんもいらっしゃいます。のんびりした職場とはとても言えず、急がしさや大変さは、大病院とそう変わりないだろうと思います。ただ、いろいろな患者さんとかかわることができるため、ジェネラリストとして成長できる場になっていると思います。

　また、大きな病院では退院後は患者との関係が切れてしまうのが普通ですが、ここでは、隠岐島自体が小さなコミュニティであることもあり、退院後、患者さんが自宅でどのように過ごされているかを見に行くことができます。訪問看護師だけでなく、病棟の担当看護師にも自宅での様子を見に行ってもらっています。

在宅での様子から自分の看護を振り返る

　退院前は各専門職が参加して退院前カンファレンスを開催し、退院調整を行うことになりますが、この場には必ず担当看護師が参加します。また退院前カ

ンファレンスの前には必ず PT などのリハビリ職と一緒に家屋調査におもむき、動線を考えたベッドの位置や危険な段差はないかなど、生活環境の確認をします。退院前カンファレンスでは、在宅で療養するのに必要な介護保険サービス——訪問介護やデイサービス、訪問看護など——を決定しますが、1 週間以内に再度、リハビリ職、さらに薬剤師、栄養士とともに訪問し、サービス量が適切であったか、福祉用具の選択は適切だったか、服薬状況はどうか、栄養指導は守られているかなどを確認します。

　入院中は患者さんの一面しか見えませんが、自宅はその方の生活の場です。そこでどう過ごされているかを目の当たりにし、病棟で想像していたのとはまったく異なる姿を知ることは、自分たちが行った看護が適切だったのか、あるいは的外れだったのかなど看護実践を振り返ることができ、非常に勉強になります。

　これは個人的な考えでもあり、語弊があるかもしれませんが、看護師が病棟だけにいても面白くないだろうと思います。もっと外に出て、そして患者さんのこともっと深く知ることが、看護という仕事をもっと魅力的にすると考えています。ある程度、人員に余裕ができてきた 2005 年、スタッフにそんなことを伝えると、「えっ、病院から出てもいいんですか？」という反応が返ってきました。本当は、どの看護師も退院後の患者さんのことは気になるでしょうし、出られるものなら外に出たいというのが本音だと思います。でも、病院という組織ではそれができないのが普通です。

　しかし、その患者さんがどのような環境で暮らし、家のなかではどのように過ごしていて、そして周囲にはどのような人たちがいるのか、そうしたことを把握していないと、その方が再度入院されたときに、より適切な看護が提供できません。これは地域医療の特徴と言えるかも知れませんが、そうしたことも把握してこそ、適切な看護が提供できるのだと思います。

他職種連携の実際を学ぶ

　ほかの職種と協働してのチームケアも、この病院の醍醐味の1つです。医療は、どうしても医師を頂点としたピラミッド構造となりがちですが、白石前院長は、よく「医師がえらいわけではない」と言い、医師、看護師、リハビリ職、薬剤師、栄養士、介護福祉士など、患者のケアにかかわる専門職が力を寄せ合う治療を実現することに心を砕いていました。誰が偉いということもなく、フラットな関係で、それぞれの専門性から自由に意見を出し合うことがよりよいケアにつながります。当院には、そうした組織風土が培われており、患者を中心とした真の意味での多職種連携ができていると思います。

　先に述べたように退院後訪問は多職種で行いますが、院内の連携だけでなく、地域の関係機関とも緊密な連携を行っています。

　私が島に戻ってきた1990年は小さな診療所があるだけで、医師がたまに往診に出向くという、まさに地方の医療を体現したような感じでした。あるとき、患者さんのなかにひどい床ずれの方が出て、どうするかという話になって「訪問看護を始めましょう」と主張したのをきっかけに訪問看護がスタートし、少し医療が住民に近寄ることができました。ただ、その頃は医療と福祉の連携ができておらず、それぞれが独立して動いているようなところがありました。その頃、島に来られた白石前院長がその現状を見て、「これではうまくいかない」と、月に2回、医療・福祉の関係機関が集まって在宅の患者さんについての情報共有を行う場をつくりました。医療側は入院している患者さんのことはわかっても、自宅で療養している患者さんのことはわかりません。一方、福祉職や行政は在宅で過ごす方のことを把握しているので、「実はこんな人が在宅で過ごされていて、ケアマネジャーが訪問したけれど受け入れてもらえなくて困っていて……」などと相談をするようになりました。近年は、医療と福祉の連携の重要性が叫ばれ、地域ケア会議の開催が推奨されていますが、この島では20年前から実現できていましたと、ちょっと自慢したくなります。

看護師たちに現れる変化

　この島で働くようになった看護師に現れる変化の１つが、「この患者さん
に、こんな看護をしてあげたい」という希望を口に出すようになることです。
　大きな病院では、自分がこうしたいと思っても言い出せないことが普通だと
思います。それが良い悪いではなく、個々の看護師が自由に動いては組織とし
て成り立たないということなのでしょう。しかし、「ここでは患者さんのため
にしたいと思ったことがあれば、計画を立てて自由に実行してください」と伝
えています。そう聞くと最初は、「え、そんなことしていいんですか？」とい
う表情をします。通常の病院であれば、定められたルールから離れたケアをし
ようと思ったら、まず師長に話し、その後看護部長に伝えてもらってという手
順が必要になりますが、「あなたが必要と思うのであれば、自由にやってみな
さい」と伝えています。もちろん、方向性に疑問を感じればアドバイスをしま
すが、やってみないとわからないことも多々あります。なによりも、自分の
やってみたい看護ができるというのは看護師自身のモチベーションがあがりま
すし、「あの人はあんなことをしている。じゃあ、私もがんばってみよう」な
ど、周囲にもよい影響を与えてくれます。
　先ほど述べた退院後訪問なども、訪ねるタイミングなどは、すべて担当の看
護師に任せています。一度、退院後訪問をしても、必要と感じたら、あなたが
納得するまで何回でも訪問をしていいよと伝えているので、自分が納得するま
で動けるというのもスタッフのモチベーションにつながっていると思います。
　また、当院では、在宅ターミナルケアも積極的に行っており、仕事の都合さ
えつけば、担当の病棟看護師でもご自宅に伺うのは自由としているので、在宅
ターミナルケアを経験することもできます。病棟看護師、訪問看護師などの区
別はあまりなく、その患者さんにかかわっていたスタッフが全員で見送るとい
うのは当院では、珍しい場面ではありません。病院に所属しながら在宅のケア
も見ることができ、さまざまな経験を積めるというのは、看護師にとって魅力
的ではないかと思います。

こうしたことができるようになったのは、看護師の人数が確保できたおかげですが、在宅ターミナルケアに対する住民側の意識も変化しつつあることに、長くこの島で医療にかかわってきた者として、うれしさを覚えます。以前は、病院で亡くなるのが普通でしたが、在宅ターミナルの数が多くなったことで、「自分のときも家で頼むな」と言ってくる患者さんが増えてきました。病院の在り方が地域に影響を及ぼしたと思うと、感慨深いものがあります。グリーフケアを行うと、家族の方は「最後は家に帰してあげることができてよかった」と言ってくださるので、そうした言葉をいただくたび、「看護師をやっていてよかった」とスタッフとともに感じます。

＊

　訪問看護がスタートし、医療・福祉の連携も深まり、少しずつ病院と住民の距離は近づいていきましたが、やはり、「地域医療・看護体験」と「離島研修プログラム」による人材確保によって、距離がぐっと近づいたと感じています。個人的な信条として、「患者さんのことがわからずして、なにが看護なのか」とかねてから思っているため、現在の病院の在り方、看護実践の在り方には喜びを覚えます。

　我が身を振り返ると、周囲の人に助けられながら、自分が実践したいと思う看護を実現するために動いてきたように思います。ですから、自分が思い描く看護を実践するためにこの島に来てくれた看護師たちにも、その思いをもっと出して、自分なりの看護を実現してくれることを願っています。

さくいん

●読者のみなさまへ●
このたびは、本増刊をご購読いただき、誠にありがとうございました。ナーシングビジネス編集室では、今後も皆さまのお役に立つ増刊の刊行を目指してまいります。つきましては、本書に関するご感想・ご提案などがございましたら当編集室（nbusiness@medica.co.jp）までお寄せくださいますよう、お願い申し上げます。

Nursing BUSiNESS チームケア時代を拓く 看護マネジメント力UPマガジン　2021年夏季増刊（通巻209号）

<ruby>人<rt>ひと</rt></ruby>が<ruby>集<rt>あつ</rt></ruby>まる・<ruby>人<rt>ひと</rt></ruby>が<ruby>辞<rt>や</rt></ruby>めない<ruby>職場<rt>しょくば</rt></ruby>をつくる

<ruby>看護管理者必携<rt>かんごかんりしゃひっけい</rt></ruby>! スタッフ<ruby>採用<rt>さいよう</rt></ruby>・<ruby>人材発掘<rt>じんざいはっくつ</rt></ruby>・<ruby>定着<rt>ていちゃく</rt></ruby> <ruby>戦略<rt>せんりゃく</rt></ruby>BOOK

2021年7月10日発行

定価（本体 2,800円+税）

ISBN978-4-8404-7458-0
乱丁・落丁がありましたらお取り替えいたします。
無断転載を禁ず。

Printed and bound in Japan

編著　髙須 久美子（たかす くみこ）
発行人　長谷川 翔
編集担当　猪俣久人／粟本安津子
編集協力　佐賀由彦
本文デザイン・DTP　三報社印刷株式会社
表紙デザイン　臼井弘志

発行所　株式会社メディカ出版
　〒532-8588 大阪市淀川区宮原 3-4-30
　ニッセイ新大阪ビル 16F
　編集　TEL 03-5777-2288
　お客様センター　TEL 0120-276-591
広告窓口／総広告代理店　株式会社メディカ・アド
　TEL 03-5776-1853

URL https://www.medica.co.jp
E-mail nbusiness@medica.co.jp
印刷製本　三報社印刷株式会社